四本足のあしながおじさん

難病患者に対する支持的作業療法の経験

風間 忠道 著

協同医書出版社

まえがき

難病とは、医学的診断名ではなく行政上の呼称である。原因不明、予後不良、根本的な治療法が確立されていない疾患の総称であり、作業療法は「身体又は精神に障害のある者、またはそれが予測される者に対し、その主体的な生活の獲得を図るため、諸機能の回復、維持及び開発を促す作業活動を用いて、治療、指導及び援助を行うことをいう」と定義される。

本書の題名は『四本足のあしながおじさん』という。副題を「難病患者に対する支持的作業療法の経験」とした。青春文学の名作でお馴染みの、アリス・ジーン・ウェブスターの作品と同名の『あしながおじさん』の頭に、『四本足』がついている。私は作業療法士として仕事をしていた頃、自分自身で言うのは大変におこがましく気恥ずかしいのだが、患者さんからこのように呼ばれていた。難病の患者さんの悩みや相談に耳を傾け、寄り添うことを心がけていたからであろう。実際には作業療法で何をしたらよいのか私にはわからず、それしかできなかったというのが正直なところなのだが。私はまた、生後3カ月で罹患したポリオ後遺症による歩行障害をカバーするため、左右2本の松葉杖を使用していた。このことから「四本足の」という修飾語をつけて、私のことを四本足のあしながおじさんと呼んでくれていたものと思われる。

本書の目的は、難病患者とポリオ後遺症のある作業療法士の著者との間で、紡ぎ出してきた作業療法の経験、その中でも特に、長年にわたり試行錯誤を繰り返してきた支持的作業療法を中心に回想し、基礎的な考察のためのエピソードや、過去にまとめてきた参考資料を提供し、一般読者と作業療法士の皆さんの理解と、今後の支持的作業療法の普及と発展のために役立てることである。支持的作業療法は、上田　敏、大川弥生・編集の『リハビリテーション医学大辞典』(医歯薬出版)には、「支持的作業療法 supportive occupational therapy　特定の治療効果を目的とせず、心身に刺激を与え、全般的および心理的効果を主目的とする作業療法。廃用症候群の予防・治療に役立つ面もある。＝気晴らし的作業療法。⇒支持」とある。著者は、ある時、関わることが難しく困難を極めていた症例に対して、たまたま気晴らしを目的に偶然に実施してみた、難病の筋ジストロフィー患者に対する支持的作業療法の効果に驚かされ、以来、作業療法士としての自らの成長のためにもと、参考にすべきものの乏しいなかで実践してきた。だがこの「支持的作業療法」、実に「言うは易く、行うは難し」なのである。依拠すべき確たる治療モデルが見当たらないばかりか、正確な実態は不明であるが、難病患者に対するものはもとより、難病患者以外の支持的作業療法の実践や報告をする作業療法士も見当たらずに先細りで、著者には風前の灯火的な存在のように感じられてならないのである。これを支持そして実践する作業療法士の不足が、支持的作業療法を消え入りそうな存在にしている原因の一つと考えているが。他の原因としては、直接的な治療として誰の眼にも映る、関節可動域訓練や筋力増強訓練など機能的作業療法に比べ、支持的作業療法は特定の治療効果を目的とせず、あまりにも作業的、いや作業そのもので、素人目には医療として捉えづらいのではないかと考えている。そしてその結果、作業療法全般にわたって、地味で人気のない、一般受けしない治療法のイメージに繋がり、支持的作業療法を積極的に実践する作業療法士が少なく、負のスパイラル状態に陥っていると推測しているのであるが……いかがであろうか。

今日、病院やデイケアなど作業療法場面で見られるものは運動療法が中心であり、我が国における作業療法の創成期の頃に作業療法を学んだ著者にとっては、作業療法室がまるで理学療法関連部門にでもいるかのような錯覚に陥ってどうしようもないのである。また、一方で、素人目には医療であるという感じがしない作業活動を、理学療法場面における「散歩」と称する歩行訓練や、言語聴覚療法場面での「食事」と称する口腔訓練などというかたちで用いられ、作業療法場面における運動療法のように、如何なるセラピストが行っている如何なるセラピーなのかよくわからない現実も存在している。

日本作業療法士協会では「生活行為向上マネジメント」という、障害者の生活や人生の向上を目的とした作業療法を推奨、さらには最重点課題の一つと位置づけ、協会をあげてその活動を展開していると聞く。本書に登場する人物は、若き日の著者を支持的作業療法の世界に誘い、気づかせ、育ててくれた導きし人たちである。導きし人たちとの出会いは偶然な巡り合わせではあったが、本書の執筆に至る必然性を運命的に帯びていたような気もする。本書は、全てその導きし人たちの物語であるが、この多義的で示唆に富んだ物語が、少しでも社会における障害や障害者への認識のあり方の、そして作業療法の世界への参考の一つにならんことを切に願っている。

目次

第3章◉感想文集『支持的作業療法を受けてみて』……121

第1章
はい、こちら便利屋です。

はじめに

東京の作業療法士養成校を卒業したばかりの私が、新潟県にある国立療養所に初めての常勤の作業療法士として勤務したのは、1977年（昭和52年）のことである。作業療法士としての私の最初の仕事は、療養所玄関前の除草作業であった。確か、次の仕事はナースステーションのトイレ詰まりの復旧修理であったと記憶している。幸いなことに、そのどちらの仕事も無事に終えることができたのだが。この混乱の原因は、作業療法の「作業」という文字が、既にあった療養所内の業務の一つである作業（従事する人のことを作業手と呼んだ）と同じ職種名であったためと思われる。その作業と同じ仕事の依頼が作業療法に回ってきたことが、本来の作業療法業務と大きく異なる玄関前の除草作業や、ナースステーションのトイレ詰まりの復旧作業を行う原因となった。このほかにも現業、営繕、電気と呼ばれる、施設の保守管理などの維持を業務とする職種がある。私の場合、この作業をはじめ、現業、営繕、電気の職種の職員の方々に大いに助けられた。スコップやシャベルは作業や現業で、金槌や鋸などの大工道具類は営繕で、ハンダゴテやドライバーは電気でといった具合に、仕事を始めたばかりで道具の何もない当時の作業療法室では、道具を借り材料を貰うなど大変にお世話になった。そして入職後1年が終わろうとする頃には、それらの職種の職員とは特に親しくなっていて、廃棄処分決定の備品などは廃棄する前に、作業療法室での使用予定の有無の問い合わせがあるまでになっていた。

表現が乱暴かつ滅茶苦茶で顰蹙ものであるが、その時代、まさにそこには作業療法も理学療法もリハビリテーションも、その他なんでもが試験用の小さな樽に仕込まれたばかりの、まるでまだ日も浅い味噌糞一緒のような状態でそこに置かれていた。作業療法はこれをやり、理学療法はこれで、これら全てをリハビリテーションなどと口先だけで言っていても、実践をもって示さなければ何も始まらない。そしてまた周囲からは何の理解も得られないのだ。ましてや四半世紀以上も前の日本海沿岸の地方都市でのこと、当然といえば当然といえよう。異名同業種、ライバルといったところである。

そんな時代背景のなか、職員に作業療法を知ってもらうための第1段階として、戦略的には当時それでもまだ理解を得やすいと考えられた福祉用具の修理や作製を、店頭、いや、作業療法室の入り口で私は行うことにした。その胸算用の実際の効果のほどが如何ほどのものであったかは定かではないが、身の回りの物や道具の修理・作製をしてくれる便利屋さん……不便を便利にしてくれる、できないことをできるように工夫してくれる、道具を使ってできるようにしてくれる、そんなイメージだったのであろう。取りあえずは患者さんたちが少しずつ興味を示してくれるようになり、業務を開始する目途が立つようになったのである。注文を受けて作製した便利グッズは、リーチャーなど一般的な自助具からそうでない特殊なものまで、数、種類共に相当な数量に及ぶ。変わったところでは、愛煙家向けの喫煙用延長パイプから、看護師さんのお尻を触る道具など多種多様にわたった。第1章では、その開発・作製した福祉用具や自助具を、資料・エピソードと共に回想する。

エピソード1

果物ナイフとお白洲（奉行所）

18歳のS君が、ワナワナと唇を震わせてただならぬ様子で作業療法室にやってきた。診療報酬で作業療法の点数をまだ取っていなかったが、記念すべき最初のお客さん、いや、患者さんである。開店休業状態が続いている中でのご来店だ。ようやく、わが作業療法丸の船出ができるかも知れないと思うと正直のところ嬉しい。患者さんは、失調という震えがあるため、物を押さえるなどの固定の操作が苦手である。

患者が最も強く訴える「主訴」、S君の訴えの筋はこうだ。女性看護職員のある人物に対して、我慢できないくらい頭にきていることがあって、「そいつをやっつけたい」との相談だった。怒りのほどは相当なもので「あいつ、ぶん殴って脅してやる。ナイフで突き刺してやる。そのための道具を作って欲しい」と、青ざめた顔色で唇をワナワナ震わせながら興奮している様子で話す。「ここ（作業療法室）では人を脅したり、傷をつけたりするための道具を作ることはできないよ。果物ナイフや包丁でも危ないからね」となだめてみたが、憤懣やるかたない様子で、とにかく本人の怒りはおさまらない。さてどうしたものかとの思案の末、私は怒りをおさめることが第一優先であると判断して、S君の希望通り、まずは車椅子に果物ナイフを固定する、自助具（障害者の日常生活活動（ADL〈activities of daily living〉）、社会生活行為（ASL）などの動作を容易にするための補助具）の試作品を作ることにした。手動車椅子のフットレストの先に木製の固定台をつけ、そこに果物ナイフをビニールテープでぐるぐる巻きに取り付けただけの、製作技術としては簡単なものである。一昼夜の冷却期間をおいて、翌日S君に来てもらい、試作品を実際にS君の手動車椅子に装着し、模擬的に真似の動作をしてみる。女性看護職員を模した的（まと）は、「新聞紙を丸めたもの」、「空気を入れて膨らませた風船」、さらに「風船の中に赤インクを溶かして入れた水を注入して膨らませたもの」の3種類。3種類も試行すれば納得するだろう、何とかS君の怒りが関係のない的へ向かうようにと私は祈った。S君は出来上がった固定台に果物ナイフを装着し、的に向かって車椅子をこぎ出す。車椅子はゆっくりだが次第に加速される。5メートル、10メートル、突入だ。的の新聞には果物ナイフの先が少しだけ突き刺さり、あえなく車椅子は動かなくなってしまった。次は風船。果物ナイフの刃先が触れたと同時に「パン！」と音がして割れた。音だけが派手で、何か拍子抜けのシミュレーションだ。そして赤い水を入れた風船。果物ナイフが刺さった瞬間「バン！」と今度は重い音とともに割れ、血液に見立てた赤い水が垂れて床に広がった。臨場感は満点だ。「これが人だったら大変だね。こんなものじゃなくて本当に血の海だ」「実際にこんなことをしたら、相手は怪我をして、本当に死んでしまうかも知れないよ。S君は殺人罪で逮捕されて警察だね。そして病院は強制退院」「本当にそんなことをしていいのか、よく考えて。責任を取るために、少年刑務所に行く準備をしてからじゃないと無茶だね」という話をすると、S君は我に戻ったのであろうか、そのときは納得したようだった。しかし、少しもすっきりとした晴れ晴れ感はなく、どことなく表情に不穏な感じが漂い、心の底にうっ積している強い怒りと不満は、払拭されてはいないようだった。

「どうしてやっつけてやりたいと思ったの？」とS君に改めて聞いてみた。S君は「その職員は、筋ジスの子は病気が重いので、身の回りのことができなくてもしょうがないけど、違う病気の君は、自分のことは自分でできるのだからと、僕にばかり説教をする。僕ばかり怠け者と批判する。そして、僕が本当にできなくて困っているのに、手伝ってくれないこともある。そんな職員の言うことがいつも正しいとは限らない。職員だって、えこひいきをして不公平な悪い奴はいる。その裁きを職員にも受けさせたい。職員にも罰を与えてもいいはずだ」と言う。S君は他の子どもたちよりも運動機能があるため、自分のことは自分でやれるでしょうと、頻繁に言われるらしい。そのことに対するS君の不満は、私の目から見ても明らかにたまりにたまっていて、もはや限界に達しているように見えた。そこで私は、当時テレビで流行っていた、大岡越前や必殺仕事人、水戸黄門などでお馴染みのお白洲を、やってみようではないかと提案したのだ。

お白洲とは、テレビや映画の時代劇の奉行所に登場する裁きの場、現代の裁判所の法廷のことである。S君を怒らせてしまった職員には、無断で許可も得ず申し訳なかったが、その人物が想像できる似顔絵を描いた紙を床に置いて、裁きを受けてもらうのだ。訴訟人から「尻百叩きだ、病棟所払いの刑だ」など罪状と量刑が詳しく述べられる。そして判決の後に、被告である職員の似顔絵が描かれた紙に向かって、怒りと憎しみを込めて、車椅子で突っ込んで乗り上げて踏みつけるのだ。ギコギコと、何回も何回も何回も、車椅子で繰り返し繰り返し繰り返し、踏み続けている。もう既に紙はくしゃくしゃになり、しまいには破れてしまいそうになっている。そこに描かれている職員の顔は、すっかりズタズタ、ボロボロになっている。それを見てS君はようやく満足できたようである。興奮のあまり顔面は紅潮しているようにさえ見える。今度こそ、S君の気持ちも晴れたようだ。そしてようやくお白洲の裁きにより、職員を果物ナイフで突き刺すことはせずに「許してやってもいい」と決心することができたようであった。人は誰もが人間関係でストレスを抱える毎日だ。他人の言動に傷ついて、不満に思うこともある。自分が傷ついたことを相手に上手く伝えられずに、イライラの矛先が定まらないでいることもある。S君のイライラは、誰もが共感できる真理であろう。お白洲は、長期にわたって病院の中で暮らしているS君にとって、少しは気晴らしとなる場面になったのであろうか。病院に長くいる長期入院患者は拘禁状態にあるという。作業療法室は、果たしてそのようなS君の心の動きを受け入れ、怒りのエネルギーを解放、そして発散する場となり得たのだろうか?

その後、私はアメリカ合衆国には、メイク・ア・ウィッシュ（Make-A-Wish）という、命に関わる重い病気と闘う子どもたちの、夢を叶えるボランティア団体の本部があること、そして日本にもその支部があることを知った。その団体が、余命の短い子どもたちの夢を叶える活動をしていて、日本支部でも「お白洲ごっこ」もやったことがあるという。その紹介をラジオの深夜放送で偶然に聴いた。「お白洲ごっこ」は、どうやらこれからも重要な作業活動の可能性を秘めていそうである。

エピソード2

患者さんが亡くなって、ほっとした経験

かつて、私は東京にある作業療法士養成校で教員をしていたことがある。授業で学生に必ず話すことがあった。「とんでもなく不謹慎な話をするよ」で始まるその話の内容とは、病院で仕事をしていたときの患者さんの死に関わることである。日頃たくさんの難病の患者さんに接している私は、同時に多くの死にも出会ってきたが、1回だけ、患者さんが亡くなって、ほっと安堵したことがある。この告白のときの学生たちの、「医療職にある人間なのに、なんてことだ」といわんばかりの、私に向けられた軽蔑に満ちた鋭い視線と呆れた表情に耐えるのは、なかなか厳しいものがあった。至極当然である。話を続けよう。授業では、支持的作業療法の中での、怒りや攻撃性のエネルギーの発散の必要性と、それらのコントロールに関する重要性の理解を促すことを目的にして

いるのだが、エピソードの内容はこうである。

当時、私は28歳で臨床3年目、主人公の患者N氏は60代後半にさしかかったばかりの女性である。文字板（30センチ×45センチの透明のアクリル板に五十音等を書いてある）や、日常の使用頻度が高い、介助項目を記入してある要求カードなど、今後のコミュニケーション手段の、確保と向上を目的に、処方が出された短期入院予定の、筋萎縮性側索硬化症（ALS）の患者さんである。20代のはじめに看護師になり、看護師一筋45年、大病院の看護部長を最後に、定年を迎えた。第二の人生を謳歌中で、夫との2人暮らしである。長男、長女の2人の子どもは既に独立しており、長男は内科の勤務医である。ALSは、随意運動をつかさどる中枢神経系の、運動神経が系統的に障害される疾患である。神経難病の一つで、世界中のどの民族にも発生し、人口10万人につき約5人の割合である。中年以降に多く、進行性に骨格筋が萎縮して脱力をきたす。脱力は下肢から始まり、やがてほぼ全身に及ぶ。下肢では、足が垂れてつま先が引っかかるなどの、歩行障害の初発症状がみられる。人工呼吸器が必要になるのは、横隔膜や内・外肋間筋などの呼吸筋が、萎縮して脱力を起こすからである。人工呼吸器を使用しなければ呼吸不全で死亡する。

主治医である小児神経科医からの処方内容を実施すべく、文字板と要求カードの準備をするための、作業療法を開始してまだ間もないときのこと。この頃、N氏とはまだ口頭でコミュニケーションが取れていたのであるが、N氏に「作業療法は、あなたは、私に一体何をしてくれるのか？ 私は長年看護師をしていたから病気や医療のことを、少しは知っているつもりだが、医師や看護師、理学療法士のしてくれることはともかくも、作業療法士のあなたのしている、コミュニケーションを取るための訓練は、病気を治すためのものというよりも、何かとても姑息な感じがする」と不信感をあらわに問い詰められたのだ。ALSという難病の予後との関連や、N氏が看護部長も勤めた大ベテラン看護師であったということもあり、臨床3年目の未熟者の私には、N氏に対してのインフォームドコンセントが、十分でなかったようで、そのことが不信感を抱かせ、さらには増幅させたようである。それでもN氏が、私のつたない作業療法を我慢して受けてくれたので、「姑息だ、姑息だ。何をやっているの」と叱責されながらも、毎日集中的に作業療法を継続することができた。そして3カ月後、コミュニケーション手段の確保と向上という、入院の目的を果たすことができ、N氏は無事退院の運びとなった。私としてはN氏に対して、まさに感謝に堪えないと言いたいところであるが、しかし本当のところは、毎日が針のむしろの上にいるようで、実に辛く情けなかった。N氏退院後の、無力感、脱力感が10日ほど続いたある日の深夜、修理の済んだナースコールを病棟に持参したときのことである。病室の見回りをしてきた看護師と、休憩室で話をする機会があった。20分ほどの時間であったが、N氏がつい最近まで大病院の看護部長を勤め上げた、大ベテラン看護師であっても、人知れず難病のALSの恐怖に震え上がっていることが、看護面接から確認されていることや、「毎日の作業療法の時間に、作業療法士の風間にいろいろと意見を言い、注文をつけると気持ちが少しすっきりして、夜、眠りやすくなるようだ」ということなどを話していたという。そして、日々の入院生活上の自分のイライラ解消には、緊急時の救急救命的処置の必要性を考えた場合、医師や看護師、理学療法士は喧嘩相手にはできない。だが、生命や健康維持に直接関係することの少ない作業療法士は、自分に対しては無害で喧嘩相手にピッタシの適役であったことなども、話していたとのことであった。それ以来、睡眠の程度が、ストレスの発散や蓄積のバロメーターの一つではないかと考えるようになり、ナースステーションでは、バイタルサインのみならず、夜間の睡眠状況を確認することが私の習慣となった。「目指せ、良眠」である。

先のエピソード1と同様に、このエピソードもまた、病気や入院生活によるストレスによって、心理的に破綻しかけている例である。ALSに限らず、病床に長くいる患者には、ストレスのはけ口が必要であり、怒りや悲しみ、不満や苦しみなどの感情はなるべく早く消化し、吐き出してしまう必要がある。N氏の場合、姑息な感じの作業療法や、未熟者の作業療法士に意見を言い、注文をつけることでストレスを発散することができたのであろう。その結果「……気持ちが少しすっきりして、夜、眠りやすくなるようだ」との感想を看護師に洩らしている。このこと以外にも、同業者のよしみか気安さからであろうか、N氏は大変貴重ないろいろな意見を宿題に、私たちにたくさん課していかれた。

N氏が退院しておよそ1年が経過したある日、入院時の主治医より、N氏が亡くなられたとの知らせを受けた。その瞬間、私は、故人の冥福を祈る気持ちよりも先に、解放されたような、もう何者にも束縛されることのない、自由の身になったような、妙に不思議な気持ちになった。

支持的作業療法は、患者さんの夢や希望に傾聴するところから始まる。最初に怒りやうっ積しているものから心を解き放つことが大切であり、それらの感情を表出しやすくすることを目的に治療場面を構成する。そのため作業療法士は、患者さんが表出したストレスを、無意識のうちにいつの間にかため込んでしまいがちである。作業療法士もまた自分自身の心のありように、大いに耳を傾ける必要があるのである。支持的作業療法については、エピソード30で詳しく説明している。

エピソード3

N君が教えてくれた、自助具の受け入れは作業療法士の受け入れ

作業療法士養成校を卒業したばかりの頃、「筋ジストロフィー患者の到達機能障害（手が伸ばせない）にはBFO」という文献を頼りに、私は食事に問題のありそうな患者全員に、有無を言わせず、BFOを試したことがある。BFO（balanced forearm orthosis〈バランス式前腕装具〉）は、肩・肘関節の筋群に障害のある頸髄損傷、進行性筋萎縮症、筋麻痺性疾患などの症例に対する、上肢のADL（日常生活活動）の自立・向上のための装具のことで、食事・整容・書字に役立つとされているが、結果は惨憺たるものであった。しまいには、患者から「風間は自分勝手で、生意気なやつ」と、江戸ならぬ病棟所払いの刑を言い渡され、半年ほど口もきいてもらえなかった。「先生は専門家かも

知れないが、僕たちのことをよく知らない。僕たちはあんなもの（ＢＦＯ）を使わなくても、皆ご飯を食べているよ」という抗議を代表から受けたのだ。まさにその通りである。病気やＡＤＬのことを、本当によく知らないまま関わっていたことに、改めて気づかされた。ＢＦＯ使用の困難性は、到達機能障害が発生するときには、既に肩などの近位筋に2⁻（重力を除いた状態で、可動域の半分以上が動く）以上の筋力がないことが、その最大の原因であることを後日理解するのであるが、彼らの真のＡＤＬ能力の完全な理解なしには、仕事が立ち行かないことを痛切に思い知らされた。このことが、筋ジストロフィー患者のＡＤＬの推移や、代償動作を理解するいい契機となった。その後２年間は、文字通り、病棟で患者と寝食を共にする生活の中で実に多くのことを学ばせてもらった。

そんな中、デュシェンヌ型進行性筋ジストロフィーで、知的障害のある13歳のＮ君（男性）に対する相談が病棟から寄せられた。「犬や猫のように食物に口を近づけて、同じ物だけを集中的に食べる食べ方をしていて辛そう」というものである。到達機能障害と考えた私は、垂直面での適切な口までの距離をテーブルで補高し、水平面上の食物を回転皿で取りやすくする試みを行った。その結果、食事時の脈拍が安定し、動作は自然な動きに近づき、所要時間も短縮して成功したかにみえた。しかし翌日、食事を頑なに拒否しているとの一報が病棟から寄せられた。N君を食堂に訪ねると、「先生が変な物を持って来るから、看護師さんや保育士さんが来てくれない。食べやすくなったら僕のことを誰も構ってくれない。一体、どうしてくれるのだ」というのである。自助具の考案作製という面では成功したのであるが、彼の強い対人希求的な側面に対する、私の配慮が不足していて、N君への自助具の受け入れに失敗した例である。自助具の前に作業療法士の私自身が、N君に受け入れてもらわなければならなかったのだ。いずれも、対象者に対する傾聴的姿勢を怠ったことが根本的な原因である。

このエピソードは、いかに自助具の使用が効果的である可能性があったとしても、N君のように、食べることよりも対人希求的側面に価値観がおかれている場合、自助具の使用により自立度が向上すると、介助の必要性が低下して職員が来てくれなくなり、彼の対人欲求は満たされなくなる。その結果、今回の例のように、食事を頑なに拒否して自助具は受け入れられずに、失敗に終わることを教えてくれているのである。この症例への反省と改善すべき点としては、まずは、自助具受け入れのためのN君に対する十分な情報収集の必要性がある。そして次に、自助具適応のための評価である。評価に関するエピソード中の記述は、動作分析についてだけであり、対人希求的側面などの心理面への記述は、辛うじて「知的障害」の一語のみである。心理面、生活面への評価が不十分かつ不足していたのだ。それについては、彼をよく知る看護師・保育士・児童指導員など周囲の職員に、事前に情報収集を行うべきであった。彼に強い対人希求的側面があることを、自助具を引き渡した翌日のハンガーストライキ事件で知っても、本当に後の祭りである。

筋ジストロフィー患者の食事は、自立度が高く晩期まで維持されるといわれているが、昨今、浮上して来た新たな課題として、多くの子どもたちの「食べにくい、疲れる」という訴えがある。今回の経験から学んだ傾聴の姿勢を忘れることなく、真の原因を追及するためにも真摯に対応していかなければならない。また、障害の恒久性を認めると、作業療法では自助具や福祉用具の適応を考える。しかし、そのことは当事者にとっては、自分自身の障害を少なからず認めざるを得ない場面でもあり、多くの場合においては好意を持って迎えられることは少ない。障害の受容と、自助具や福祉用具などの生活に便利な道具の使用との折り合いを、どのように考えてつければよいのだろうか。障害の本質を理解するための古くて新しい課題であろうか。

エピソード4

お尻触り棒とマリーゴールド

　ある日、電動車椅子を使用している、軽度知的障害のある筋ジストロフィーのK君が、私のところにやってきた。K君自ら一人で作業療法室にやって来るなどということは、もちろん初めてであり異例のことである。K君は、2年前に療養所内に併設する県立養護学校（現・特別支援学校）高等部を卒業し、治療のためそのまま入院継続中の男性である。10歳のときに入院したため、入院生活はかれこれ10年以上に及んでいる。その当時で、既に20歳を超える成人であったが、皆に「Kちゃん」と呼ばれていた。高等部を卒業したての、他の筋ジストロフィーの生徒より年齢的には年上のお兄ちゃんであったが、行動にどこか幼く可愛いところがあって、そう呼ばれていたのだ。「K君は……」、この呼び方は、やはり不慣れでおかしい。「Kちゃん」と、そう呼ばせてもらおう。Kちゃんは皆の中にいても一緒の集団行動が苦手であった。また、自分から率先して何かを行い、リーダーシップを発揮するということも苦手であった。目が合えばニコニコとするものの、どちらかといえばおとなしく、いつも集団近くの外側にいる寡黙な存在であった。そのKちゃんが一人で作業療法室にやってきたのだ。最初は遠くに、そして次第に距離を縮めて私の近くを行ったり来たりと、神妙な表情でうろうろしているではないか。「Kちゃん、どうしたの?」と尋ねると、もじもじしながら時間をかけてやっとの思いで、恥ずかしそうに「お尻を触る棒を作ってください。〇〇看護婦さんのお尻を触りたいのです」という。聞けば、〇〇看護師さんはKちゃんのごひいき筋だとか。そしてそのお尻を触る棒は、介助のために傍にやって来る〇〇看護師さんのお尻を、気づかれないようにそっと触るためのものだという。Kちゃんも大人の男性なのだなあとしみじみと思わされた。ご依頼の「お尻触り棒」だが、Kちゃんには体幹に近い上肢の筋力低下のため、手が伸ばせない到達機能障害があり、それをカバーするためのものなのだ。最初はKちゃんの手で持てる程度の軽い木の角材を50センチの長さに切っただけの単純なもので、「試しに、これで私のお尻を触ってごらん」と渡した。その棒は硬く、看護師さんに触れると気づかれてしまいそうなもので、Kちゃんは私のお尻を何回か試しに触ってみた後で「これじゃだめだ、○○看護婦さんに気づかれてしまう。それに、触っているお尻の感じがわからないよ……」。そこで、次は触覚等の感覚を考慮して、屋根に取り付けるアルミニウムの軽量テレビアンテナの中空にガイドされるように、ピアノ線を通してみた（**図1**）。外側はしっかりと、内側のピアノ線の先は柔らかくしなる二重構造で、使用するときは内側のピアノ線をスライドさせるのである。この工夫により、そっと触ることができるようになったようである。Kちゃんの手の動きと腕の機能に合わせて動かすことが可能になったのだ。「これなら大丈夫かも知れない」と完成した自助具のお尻触り棒

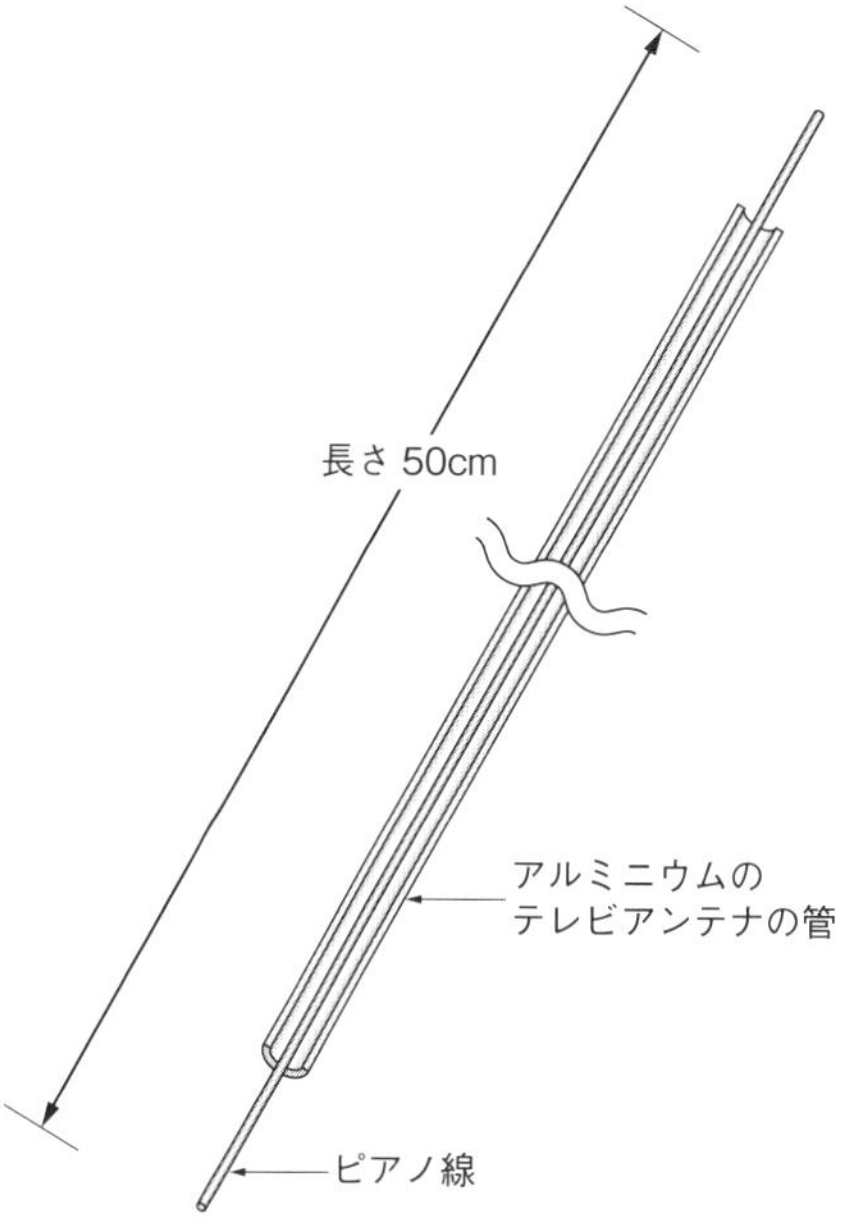

図1　お尻触り棒の断面図

の試験運転のために、一目散に病棟へ直行するKちゃんであった。果たして結果やいかに。首尾よく気づかれずに○○看護師さんのお尻を触ることができたかどうかは、Kちゃんの個人情報保護のために触れないでおこう。

Kちゃんはおとなしく、集団から外れていることが多いことについては最初にも話したが、これといった趣味もほとんどないようで、自由時間はテレビを観る、ラジカセでFMやカセットテープの音楽を聴くことで、毎日が過ぎていくという日々の過ごし方であった。作業療法室でテレビを観て時間を過ごしていたあるとき、やりたいことはないかと尋ねてみた。すると他の子どもたちの活動を見ていたせいであろうか、花作りならばやってみようかと言ってくれた。そこで、他の子どもたちと同じマリーゴールドの栽培から始めることにした。Kちゃんの作業に臨む姿勢は、自分から積極的に取り組むというよりも、私や職員の指示通の与えられた作業をすることが多かった。やがて、Kちゃんの育てたマリーゴールドが可憐な花を咲かせたので、病棟の食堂の隅に置いてみたその日のことだった。準夜勤務のためにやって来た看護師さん、なんと偶然にもKちゃんが密かに好意を寄せる○○看護師さんではないか。そしてマリーゴールドを見て「あー綺麗だね!」「誰が咲かせたの?」と尋ねたのだ。するとそのとき、間髪を入れずに他の子どもたちが大合唱で一斉に、「Kちゃんが咲かせたんだよ」と答えた。そのやり取りを奥のテーブルの自分の場所で聞いていたKちゃんの顔が、みるみる紅潮していった。今でもあのときの嬉しそうな、実に嬉しそうなKちゃんの顔を、私は忘れることはできない。Kちゃんはその日から、その瞬間から変わった。本気になって、マリーゴールド以外の植物の栽培にも挑戦したいと言ってきた。自分から何をやろうかと考えるようになった。それまでにはなかった自らの行動、売店に園芸の本を買いに行き、テレビ番組の「明るい農村」を見て研究するようにもなった。こうしてKちゃんは、自分の考えで行動をおこし、Kちゃん自身ができないことを私に依頼してくれるようにもなった。Kちゃんはその後10年ほど花作りを楽しんだ。亡くなる前の年の農閑期にも、ベッドの中で翌年の作付け計画を立て、自分の必要とする園芸用の購入品を伝えてくれた。そして翌年の農繁期を待たずにKちゃんは亡くなった。年が明けて春が来た。遺った私たちは、トレードマークでもあったマリーゴールドの種をまいてKちゃんを偲んだ。

人は自分にとって大切な人、好意を寄せる人、愛する人、そして関心を抱いてくれる人の言葉に耳を傾ける。好意を寄せる看護師さんの「綺麗、この花、誰が咲かせたの」の一言が、Kちゃんが園芸作業に命をかけて真剣に取り組む姿勢の強い動機づけになった。そしてそのことから波及して、さらには日々の生活や暮らし振りまで一変させる影響を及ぼした。毎年、マリーゴールドを見ると、KちゃんとKちゃんに関心を抱いてくれた看護師さんのことを思い出す。「袖振り合うも多生の縁」ということわざがある。道行く知らない人との袖の触れ合うことも、前世の因縁によるというものであるが、人はいつも影響し合う人間関係の中にいて成長したいものである。患者さんにそのような人間関係を治療環境として構築して提供することも、作業療法士の大切な仕事の一つかも知れないと思うのである。

エピソード5

物や、自分の身体の一部に手が届かない到達機能障害と「犬撫で棒」・「ウィンク・エイド」

Fちゃんは、色白でぽっちゃりした中学2年生の女子。福山型筋ジストロフィーである。Fちゃんは、私が仕事を始めたばかりの頃の便利屋に、ひょっこり現れた初めての女性のお客様。自ら50センチほどの長さの棒を持ってのご来店である。当時、病院の周辺には仔犬や子猫が多く捨てられ、さらには入院患者を見舞う間、見舞い客の連れてきた犬も一時的に外につながれていた。Fちゃんは、持参した棒でそれらの犬を触っているのだという。「可愛いよ、でもこの棒で犬を触っても、あまり触っている感じがしない。素手で触るように撫でて優しく触りたい。掌で触っているように、触っている感じがわかるようにしたい。何とかならない?」との依頼だった。

そこで、まるで子ども騙しのような苦肉の策ではあったが、私は、Fちゃんの掌を開いて5本の指を伸ばした状態をダンボール紙に写し取り、カッターでそれを切り取ってFちゃん持参の角材の棒の先に取り付けた。触覚からではなく、視覚からの「手」の存在を強く意識できるものがよいのではと考えたからだ。手であることを意識して知らせるように努めてみたのである。神経など通うはずもないただのダンボール紙製の掌に、できるならばそこに本当に神経を張り巡らせたかった。名付けて「犬撫で棒」である。犬撫で棒を渡すとFちゃんは、すぐさま子犬のところへ行き、そして電動車椅子に乗ったまま、くねくねと上半身をうねらすような動作で、犬撫で棒を操って子犬を触り始めた。頭を、首を、背中を、尻尾を、ゆっくりとそして、次はサッとすばやく触っている。使い心地はどうかと尋ねると、満足した表情で「よい」という。それからしばらくの間、Fちゃんは飽きることなく毎日のように犬を触っていた。私の作製した犬撫で棒は、生物学的な神経組織こそ備わってはいないが、使い心地は悪くなかったようである。大脳のレベルでは、いくらかでも視覚で触覚を代償している(?)のかも知れないと真剣に考えている。

しばらくしてFちゃん、今度はその犬撫で棒の手指の爪にマニキュアをつけたいという依頼。作業療法室の事務用の赤いマジックで、犬撫で棒の指先に、事務的に爪の形を書き足して色を塗って対応してみた。3日後、またFちゃんがやって来た。どうも職員や他の子どもたちに「こんな真っ赤な爪で、変な色」、「センスないよ」、「下品よ」と言われたらしい。「こんなのはマニキュアじゃない、そうじゃなくて、もっと綺麗なものにして！　だめだめ、違う！本物のマニキュアにして！」、Fちゃんは真剣に私に抗議している。マニキュアを買いに、私は生まれて初めて化粧品屋さんに行った。女性しか行かないような店に行くのは恥ずかしかったが、ピンク色のマニキュアを買ってきた。そしてピンク色のマニキュアを犬撫で棒の指先の爪に塗った。Fちゃんは、やっと満足してくれたようであった。1カ月後、今度は犬撫で棒の手の指に指輪をつけたいと、新しい課題を持ってきた。そこで犬撫で棒の指にモールをぐるっと巻き付けた。「わー、綺麗だ！」と喜んでいたが、2、3日してまたやってきた。そして「こんなタワシみたいな指輪はない！」と怒り出す始末、はてさて一体全体どうしたものか……。

そんな禅問答を繰り返すそんなある日、またまたFちゃんが新たなる依頼をもってやってきた。「好きな人ができた、若い研修医、その研修医にウィンクをしたい」とのことだった。Fちゃんもお年頃の女子、今度はウィンクの練習をすることにした。鏡を見ながら、私たちは何度も何度も繰り返しウィンクの練習をした。しかし、Fちゃんは両目をつむってしまい、ウィンクが上手くできない。何度やっても両目を一緒につむってしまう。障害の恒久性を認めたときに自助具は必要となる。これは仕方ない、自助具を作ろう。名付けて「ウィンク・エイド」。構造は簡単、模造紙に開眼状態の目を一つ描き、それを目の形に切り取って棒の先に付けるだけ。使用方法は、ウィンク・エイドの棒を左右どちらかの目の真上にくるように持ち、ウィンクするときは両目をつむる。ウィンク・エイドの目は開眼状態を描いているので、両目をつむればウィンクが成立することになるというわけである。とはいっても紙で作った作り物のこと。明らかに作り物の目ではあるが、Fちゃんはけなげにも一生懸命に両目をつむったと同時に、紙の目を自分の目の真上にあてるタイミングの練習を繰り返していた。いよいよ本番、Fちゃんはウィンク・エイドの棒を持って、遠くにいる憧れの研修医に向かってウィンクをする。しかしどうも気づいてもらえないようだ。その後もFちゃんは研修医が通りそうなところに行ってはウィンクをしていた。そして季節が変わる頃、いつの間にかその若い医師は研修が終わったようで、その姿を病院から見ることがなくなってしまっていた。

どうやらウィンク・エイドも役目を終え、用事がなくなったようである。そして頻繁に来室していたFちゃんの姿も見なくなった。いろはがるたの最初の句に「犬も歩けば棒に当たる」がある。これは、犬もうろつき歩くから、棒で打たれるような目に遭うことになる。じっとしていればよいものを、出しゃばると思いがけない目に遭うという意味と、出歩いているうちには思いがけない幸運にぶつかることもある、という2つの意味で用いられるという。Fちゃんの「犬撫で棒」のエピソードは、「犬」と「棒」の2つのキーワードが出てきて、いろはがるたの「犬も歩けば棒に当たる」を連想させるが、決してFちゃんが犬のようであると例えているわけではない。誤解しないで欲しいのであるが、出歩いているうちには思いがけない幸運にぶつかることもあるという意味の方にご縁があって欲しいものである。Fちゃんのウィンクに反応してもらえるよう、若い研修医にお願いをしておけばよかったと、今でも後悔している。

エピソード6

作業療法学生による松葉杖用クラッチバッグの試作・試用の経験

約40年ほど前（1970年代）に、当時の作業療法学科学生が考案・自作した自助具である。使用状況、装着状況はイラスト（図2）に示した。古い図面であるが、資料通りに製作すれば、必ず再現は可能なはずである。この自助具のアイデアは、自身、ポリオの身体障害者であるQさんの、日々の暮らしの中から生まれてきた。背負わなければならないほど大量ではなく、しかし手で持って、同時に松葉杖をつくには多過ぎる荷物を持っての、両側松葉杖歩行は転倒の可能性が高く、きわめて危険である。外国の資料を参考にしてQさんが、授業の課題遂行と時を合わせて開発したのが、この「松葉杖用クラッチバッグ」である。荷物を手で持って、松葉杖をつくのではなく、利き手側の松葉杖に、風呂敷で包んだ荷物を、直接くくり付けてみたら、使い勝手が大変によく、便利であったことにヒントを得たものである。腰に付けるウエストポーチや、背中に背負うリュックサックも便利であるが、Qさん開発のこの松葉杖用クラッチバッグ（以下、クラッチバッグ）は、適度な大きさで手元にあり、財布や乗車券など、中の物を速やかに取り出しやすく、特に外出時の公共交通機関の利用の際には、大変に便利であったとレポートの使用後の感想で述べている。松葉杖へは、上部はグリップ（握り）とそこに連結する前後の支柱、そして本体下部の3カ所に、オスメスのホックの付いた3本のストラップで、簡単に装着・固定をすることができる。

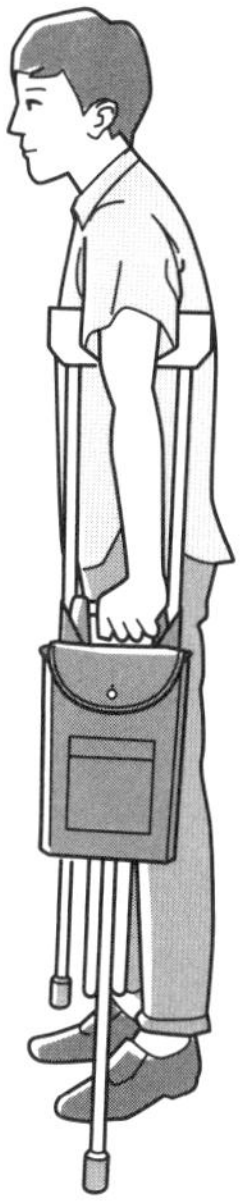

図2　松葉杖用クラッチバッグ
（文献1）

使用時の留意点としては、クラッチバッグへの収納量が多過ぎる場合、松葉杖への左右のバランスが崩れてアンバランスとなり、転倒など松葉杖歩行に影響を及ぼす可能性がある。したがって、慎重にバッグ内収納量を検討する必要がある。

主な適応疾患・対象者であるが、ポリオ（脊髄性小児麻痺）、ポストポリオ、カリエス、ＣＰ（脳性麻痺）、松葉杖の使用者などである。

大きさ・容量・重量・材料費は、外寸３００×２１０×30ミリ、容量１・８リットル、重量１７０グラム、材料費４００円程度（１９９５年当時）である。

また、素材を、皮革、コーデュロイ、デニム、帆布など各種いろいろなものの利用や、その組み合わせたものにしても趣がある。さらには、ポケットの外付けや、クラッチバッグの形状の工夫も、作品にアクセントを与え、お洒落な感覚を演出するのに有効である。

Ｑさんによれば「作業療法士になることを志して上京してきました。私は、１種２級の身体障害者手帳を持っています。街で見かける障害者は、圧倒的に東京の方が多いです。でも時々見かける程度であり、いつでもあちらこちらに障害者がいるという感じでもありません。さらに街を歩く障害者が増えるためには、何が必要なのか？と考えています。その答えの一つとして、ささやかですが、今回はこの松葉杖用クラッチバッグというものを、考えて作ってみました。学校の授業で、身体障害に対する作業療法という科目があるのですが、自助具というテーマの課題の中で考案しました。自助具というのは、読んで字の如く、自らを助ける道具と書きます。その通りの意味です。障害の恒久性が認められるときに作ります。日本の作業療法の世界では、ディバイスと呼んでいるそうです。ディバイス、自助具の種類は、生活全般にわたりますからいろいろなものがあります。数でいったら相当な数になるでしょうね。話は少し変わりますが、私が使っている松葉杖は、軽合金で作られていて素敵でしょう。木製のものと重さはほぼ同じです。アメリカ合衆国製です。日本製のものは、まだほとんどが木製ですから、街でよく声を掛けられます。自分の子どもは木製の松葉杖を使用しているのだけれど、あなたの使っている杖はどこで売られているのかという質問です。そういう方々には、情報を詳しく丁寧にお伝えしています。そういうことも障害者が街に出やすくなることの一つだと考えているのです。それに私は作業療法を学んでいる学生ですから責任もあり当然です」という感想であった。

是非、完成したクラッチバッグを、フォーマル・カジュアルな場面をはじめ、身の回りのいろいろな場面で、用途に応じて使い分け、積極的に外へ出かけて欲しいものである。

エピソード7

退院して仕事に就き、結婚して家庭を持つことを夢見た青年の話

ここでは、12歳（小学6年生）で歩行が困難となり入院し、養護学校（現・特別支援学校）高等部卒業後10年間、長期にわたって作業療法を継続している、D君、当時29歳のエピソードを紹介したいと思う。今回、D君と共に披露する自助具は、電気仕掛けのレザークラフト用木槌、「電動木槌」（図3）である。1977年（昭和52年）の開店、開設以来、筆者が勤務していた病院の作業療法室は患者さんの求めに応じて、数多くの自助具を生み出してきたが、この電動木槌は開設から9年目にして初めての電気で動く本格的機械装置である。実は、作業療法士でも場合によっては、このようなものを考案、そして自作可能だと理想的であるということを示したいのであるが、このような本格的な

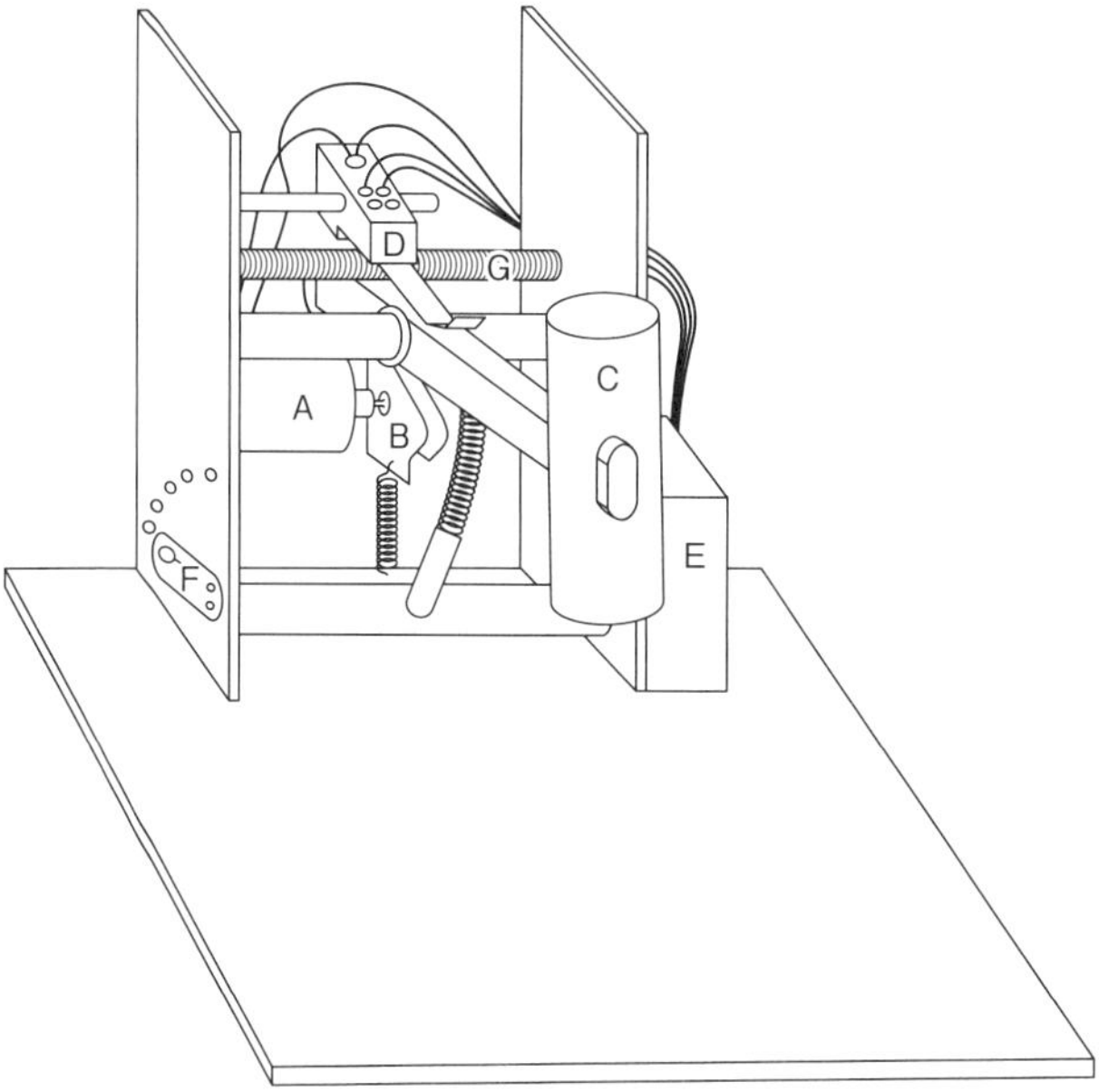

図3　電動木槌（文献2）

ものを作るようになってから、子どもたちは自助具のことを「秘密兵器」、作業療法室はその秘密兵器を生み出す場所でもあるので「秘密基地」と呼んでくれるようになっていた。これらの言葉の響きには、「こんなことができるようになりたいなあ、できたらいいだろうなあ」と常日頃、子どもたちが思っている夢や強い憧れのようなものを感じ、子どもたちが発するこの言葉を耳にするたび、なにか尊敬して頼ってくれているようで、まるで路上営業の便利屋から、工場付きの店舗持ちに格が上がったような気分となり、正直なところ嬉しかった。

電動木槌は、レザークラフト（皮革工芸）の仕立て時の穴あけ作業や、皮革表面への加飾方法の一つである、スタンピングやカービングを行うときに用いるものである。健常者ではこの工程は手作業で行い、機械に頼ることはない。今回は筋力低下が主症状の一つである、デュシェンヌ型筋ジストロフィーのD君向けに、皮革工芸に対する本格的な作業の可能性の確認と、効率性の向上を目的として考案製作している。構造としては、モーターに回転運動を発生させ、それをカムにより上下運動に変換させる電気仕掛けの駆動部と、安定した打点と打力を得るための固定部に大別できる。駆動部は、モーター（A）とそれに連動したカム（B）によって、木槌（C）の動きを上下運動に変換するとともに、中間のリレースイッチ（D）によって、1回スイッチを押すと、木槌が1回動いて停止するようになっている。電流は、整流器（E）により交流を直流に変換している。固定部は、鉄板と鉄の棒によるフレームによって、やぐら状の台構造を形成している。そのことにより各種刻印の長さに合った高さに、木槌の設定を可能にしている。また、木槌をバネで引っ張る打力調節レバー（F）の移動によって、刻印の大きさに対応させた適当な強さに打力を調節することができる。

D君は特別支援学校卒業後、入院生活を継続するなかで、作業療法室開発の電動木槌を駆使して、プロのレザークラフト作家（皮革工芸作家）を目指した。つまり院内での修行を開始したのである。修行といっても、私たち作業療法士の指導による独学に近いものであった。そして、完成した作品は商品として売って代金を得るのである。一般的に、国立療養所の筋ジストロフィー専門病棟に入院中の子どもたちは、特別支援学校高等部卒業後、健康管理、ADLの介助の必要性、大学や専門学校・会社の多くは門戸を開放していない場合が多いなどの理由より、一生涯入院暮らしが多い。D君もその一人であるが、そんな時代背景下でのこと、小規模で細腕ながら自力で生計を立ててみようかとの志、あっぱれというほかはない。そんなレザークラフト作家修行の船出から4年が経過したある日、D君は実習に来ていた看護学生のYさんと出会い、そして恋に落ちた。実際には、相思相愛であったのか、D君の片思いであったのかはっきりしないが、ラブレターを書き、告白をし、その後3回のデートをした。病棟の外で飲食を共にしていろいろなことを語り合った。デートの諸費用は作品を売り上げた代金を充てた。それはとても華やかで楽しい出来事であったと、D君はそのときの思い出を語ってくれた。

2人の交際はYさんの実習終了後も続き、さらに看護学校卒業までの約1年間続いた。しかし、彼女にはほかにも交際している男友達がいて、次第に会ってくれなくなって失恋した。このことはD君にとって大きな痛手となった。現在、病気が進行してきて疲れやすくなり、人工呼吸器を使った呼吸管理が施されている。失恋の経験は、彼女との楽しかった一時を後悔するようなものではなく、そのことによって得ることのできた自信や思い出は、それから以後も本人を支えるものになっていった。「できることもできないことも、叶うことも叶わないことも、いろいろあるけれど、まずはやってみよう」今は、重度の呼吸不全で寝たきり状態のD君のモットーである。

エピソード8

電動車椅子サッカー開始準備秘話

「電動車椅子サッカー、知っていますか?」「何、それ? どんなものなの?」、何人かの人に質問してみた。「サッカーっていうくらいなのだから、どうやらスポーツであるらしいことは想像できる。頭に、電動車椅子という言葉がついているけど、身体の不自由な障害者の人が乗る車椅子のこと? じゃあ、障害者スポーツ、障害者が電動車椅子に乗って行うサッカーのことかなー。でも、どうやってやるのだろう?」ほぼ、正解を言い当てている。名称だけのヒントや手掛かりだけでも、よく考えればその実体に近づくことは十分にできる。ご存知ない方のために、日本電動車椅子サッカー協会の資料を紹介しよう。

「電動車椅子サッカーとは、足を使わないサッカーです。選手たちの多くは、自立した歩行ができない障害を持った選手が多く、なかには上体や首の保持ができないほど重度な障害を持つ選手もいますが、ジョイスティック型のコントローラーを手や顎などを使って巧みに操りプレーします。プレーヤーに男性・女性の制限はありません。国際的な呼称はパワーチェアーフットボールとなっています。電動車椅子サッカーの醍醐味は、なんと言っても電動車椅子の華麗な操作です。スピードは国際ルールで時速10キロ以下と決められていますが、体感速度はまるで自転車のようなスピード感です。電動車椅子の前に取り付けたフットガードでボール（直径32・5センチ）を巧みにコントロールし、前・後進や回転してのパスやシュートなどで迫力あるプレーを展開します」。

以上は、電動車椅子サッカーについての協会資料の解説である。今回のエピソードは、かつて行われていなかったり、あまり知られていないが新たに挑戦してみたいこと、いわば希望や夢を想像や仮説に基づいて、聞いたり調査したり依頼するなど、外部へ働きかけることで実現させた、入院患者版プロジェクトXの話である。

サッカークラブ、BLACK HAMERS（ブラック　ハマーズ）は、埼玉県唯一の電動車椅子サッカークラブであり、1995年（平成7年）に、私たちの作業療法室から誕生したチームである。ちなみに私は初代監督をつとめた。しかしながら、練習試合で1勝も、いやいやそれどころか、選手にワンゴールもさせることができず、指導能力不足の責任から更迭された経緯がある（しかし、これには後日談があって、私の60歳定年の記念に初代名誉監督に推挙してくれた）。話は、Ｊリーグ（日本プロサッカーリーグ）の開幕に日本中が熱狂していた１９９３年（平成5年）にさかのぼる。国立療養所病院に「僕たちも観戦するだけじゃなく、サッカーというスポーツを自分たちでやってみたい」という進行性筋ジストロフィーで入院中の若者たちがいた。しかしそのスポーツの実態を誰に聞いたらわかるのか、あるいは教えてくれるのかさえわからない五里霧中の状況であった。それでも「あきらめないで調べてみよう」ということになって、数日が経ったある日、若者の一人がどこからか、外国では障害者スポーツとして、本当に存在しているらしいとの情報を持ってきた。外国とはどこの国なのか？　日本でもやっているところがあるのではないか？　想像して仮説を立て、外国と日本の調査の2班に分かれて、手分けをして皆で探そうということになった。

１カ月後、若者たちにとって、電動車椅子サッカーについての情報がほとんど得られず、遅々として進展しないなか、国立身体障害者リハビリテーションセンター（当時）の障害者スポーツの指導者養成機関で学ぶ学生で、若者たちのボランティアでもある女性の一人から、電動車椅子サッカーに関する英文の専門書のコピーが送られてきた。若者たちの調査先の一つからの幸運な反応であった。文献を入手することができたので、早速、皆で分担して訳すことになったのであるが、悲しいかな、英語力不足からこれが大変に難航する作業となってしまった。「それならば」と覚悟を決めて、辞書で単語を一つ一つ全て調べることにしたのであるが、筋力低下のある上肢で辞書を操るのに四苦八苦、加えて不慣れな作業による過労のため、欠席者が続出して翻訳作業は困難を極めた。それでも約半年をかけて、A4サイズ1枚の英語の文献を、直訳に近い日本語であるが訳すことができた。したがって意味不明の訳もたくさん存在するが、以下のような内容の情報を皆で得ることができたのである。

英語ではPowerchair Football（パワーチェアー フットボール）、北米ではPower Soccer（パワー サッカー）と呼ばれる。ゴールキーパー1名を含む4名からなるチーム同士で対戦し、時間内に得点した数が多い方が勝利する。試合時間は前後半でそれぞれ20分ずつ。基本的な競技規則はサッカーやフットサルと似ている。用具・設備としては、ジャージなどを着用し、フットガードのついた電動車椅子で競技する。国際大会では、時速10キロ以下で走行し、安全のため腰にシートベルトを着用しなければならない。屋内でバスケットボールと同じ大きさのコート（14～18メートル×25～30メートル）を用いる。ゴールには2本のポスト（ポールもしくはパイロン）を置く。ゴールエリアは幅8メートル、奥行き5メートルである。ゴールは、革もしくはビニール製で直径33センチ前後と、標準的なサッカーボールよりも大きなものが使われる。

ちなみに、内輪話で恐縮であるが、ブラックハマーズ設立当時は、直径50センチとかなり大きな本革のドイツ製のボールを使用していた。価格も確か3万円と高価であり、ポールもしくはパイロンとあわせ、購入費用の捻出に難渋した。また現在の堅牢で硬質な金属性のフットガードもなく、半分に切断した軽自動車のタイヤの両端に直径1センチ、長さ1メートル50センチのロープを1本ずつ付けて、電動車椅子のフットレストに縛り付けるように装着するものを使用してい

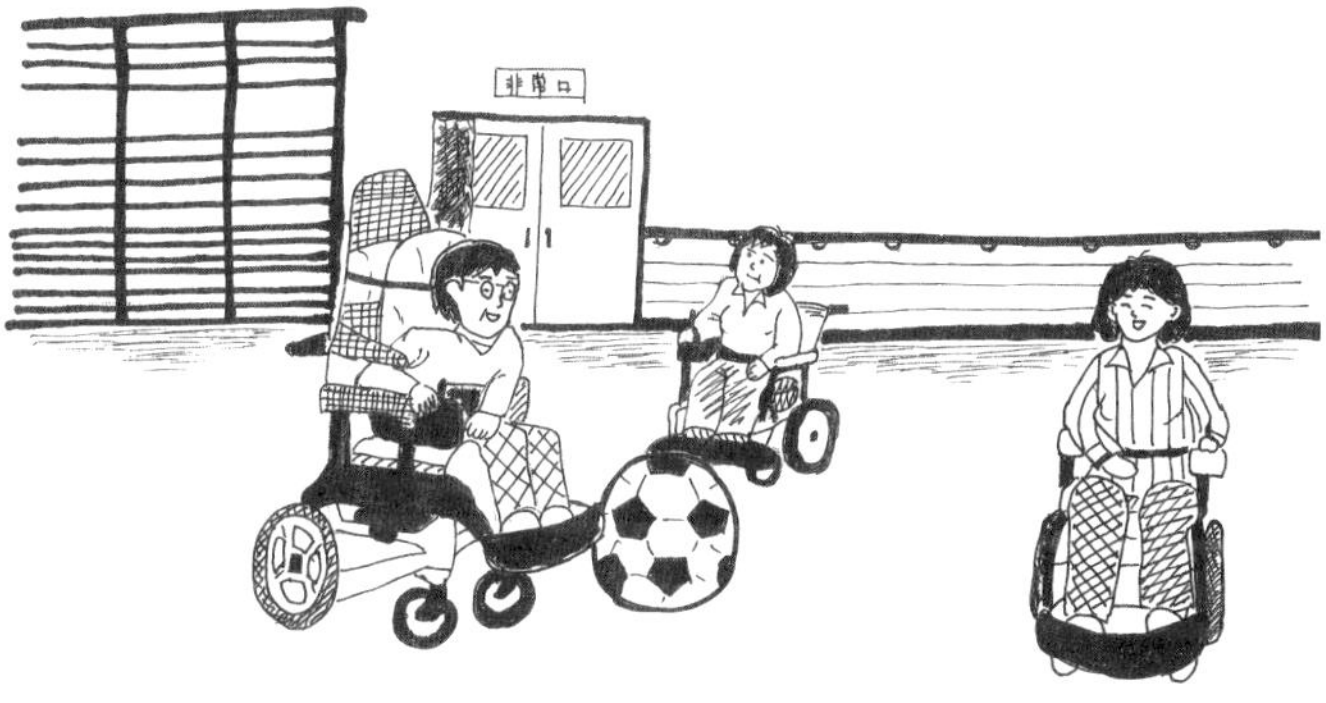

た。軽自動車のタイヤは、病気治療のため作業療法外来に通院中の、自動車修理工場を経営する患者さんが、若者たちの求めに応じて快く提供してくれた。電動車椅子サッカーは、フランスで1978年、アメリカ合衆国およびカナダで1980年に誕生したスポーツである。我が国では、1982年に北米でパワーサッカーと呼ばれていたこの競技をヒントに、大阪市身体障害者スポーツセンターにおいて始めたとされる。Jリーグ開幕から遅れること2年の1995年（平成7年）、紆余曲折の末、努力の甲斐あってようやく若者たちは、待望の電動車椅子サッカーを始めることができたのである。あれから20年が経過し、選手たちも数代にわたって代替わりした。ブラックハマーズは、今や我が国トップクラスの電動車椅子サッカーチームに成長し、目下チームメンバーは、電動車椅子サッカーを2020年開催の東京オリンピック・パラリンピックの正式種目の認定を受けようと、日本中の仲間たちと奔走している。

エピソード9

農業研究会11年間の歩み
（一つの作業活動を11年間継続してみてわかったこと）

表1は、歩行が困難となり、手動および電動の車椅子を使用している85名の、筋ジストロフィー患者の農耕作業に対する感想文集と作業療法室日誌をもとに、１９７７年（昭和52年）から１９８７年（昭和62年）の農耕作業11年間の足跡をまとめたものである。横軸に実施年度を、縦軸にその年度の参加人数、作業環境に適応するための工夫などのアダプテーションの内容、活動の特徴、そしてその期の特徴を示すネーミングを記入してある。また、正確な筋ジストロフィー患者の病型と人数、障害度などの詳細は、残念なことであるが記載していない。40年前の昔のことで、カルテは既に保存義務期間を終了しているからである。お詫びする。

表1　農業研究会11年の歩み（文献3、文献4を改変）

年	1977	1978	1979	1980	1981	1982	1983	1984	1985	1986	1987
期	黎明期		アダプテーション検討期		混迷期			低迷期		共同作業所志向期	
人数	2	3	26	20	5	6	7	4	3	3	6
アダプテーション	プランターを手のとどく高さに置く		種まきエイドⒶ 箱畑Ⓑ 長柄シャベルⒸ 長柄水やり器Ⓓ 電動W/Cの活用 畑の整備Ⓔ 　転倒防止柵 　回転スペース		ステンレス製洗面台畑 1人1畑制 労働力の大きな工程の共同作業制			作業療法士による耕地面積の拡張		電動水まき器Ⓕ 会社経営 電話による受注 運搬車による配達 金銭管理	
活動の特徴	生産中心型									販売中心型	

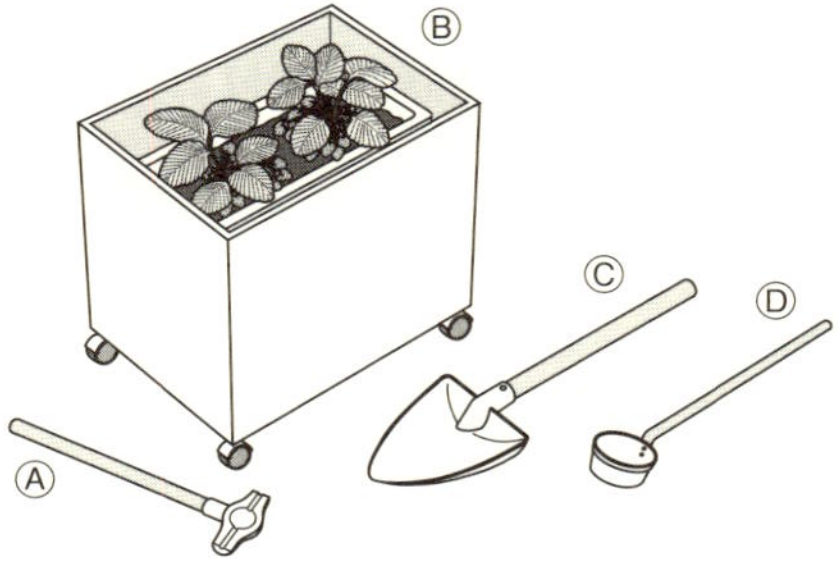

Ⓔ

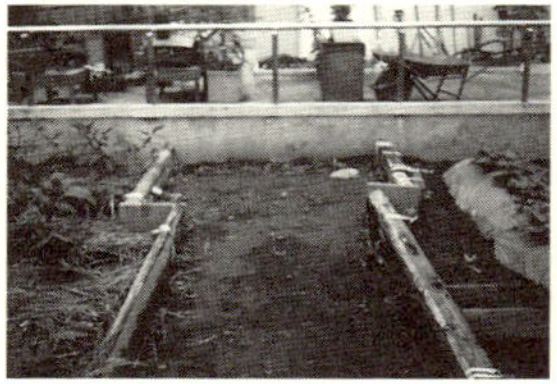

Ⓕ

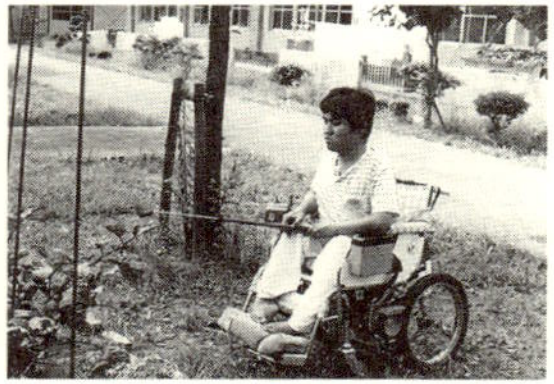

11年間の経過であるが、1977年（昭和52年）、「屋外で汗を流したい」という2名の患者（以後、このエピソードでは「会員」という）と、病棟のベランダを借用して、1株のミニトマト栽培を開始することから始まった。会員たちはこの小さな集まりを「農業研究会（略して農研）」と名前をつけ、会のメンバーを会員と呼ぶこととした。会員の参加方法は、希望制で自由参加の形式によるものである。ベランダで育てた1株のミニトマトは、その後、会員に多くの刺激を与えてその年は終了した。終了後の感想発表会で「自分たちの手の力では、できる部分がとても少ない」という意見が出され、1979年（昭和54年）より、便利な農機具（以下、自助具という）の開発や改良に取り組むことになった。種まきエイド、箱畑、長柄シャベル、長柄水やり器、電動車椅子の活用、転倒防止柵、回転スペースなどの対策（一部表中にイラストで示した）により、実施可能な工程は飛躍的に増え、それに伴い、会員数も一挙に26名の大所帯となった。野菜15種類、草花10種類と、数多くの栽培を試みたのも、この時期であった。長雨や台風などの自然の脅威に打ちのめされながらも、それ自体が人間の非力さであるという経験をすることができ、自助具の工夫、作業工程の修正・改変、会員同士の助け合い・支え合いにより、「やればできる」という実感も確認し合って、大変に意義深かった。その年の反省会で、「やることはやったが、職員主導ではなかっただろうか?」との意見が出され、計画から実施までの全てを、会員主導型にする目的で、1981年(昭和56年)より一人一畑制や、会員同士の共同作業制を導入することになった。年間作付け計画から収穫までの全工程に、会員自ら関わる姿勢が求められ、自分たちのことは自分たちで考え、自分たちで行うという「真に自立した人間」を志向するようになったのである。

しかし、アダプテーションによってもできる部分は少なく、畑を耕す、種をまく、育てるなど農業の本来的な意味が薄れてきたことに加え、黎明期以来のこの会のリーダー的存在であった会員の死、各会員の障害の進行に

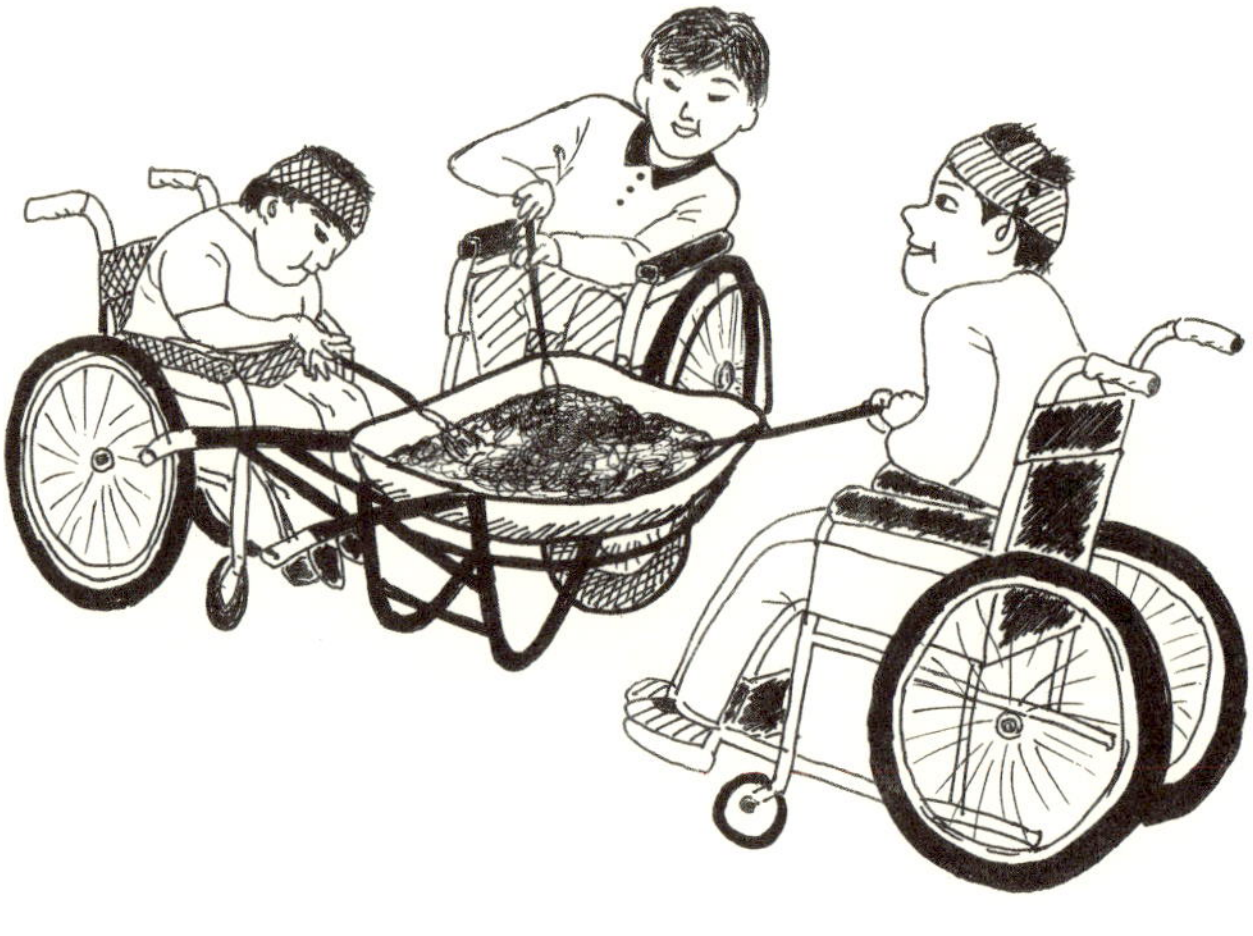

より、徐々に農研離れが始まった。また、マンネリ化と共に開始当時ほどの農耕作業への感動がなくなり、農研の方向性が問われる時代を迎えた。そして、1977年（昭和52年）から1985年（昭和60年）までの9年間は、会員の話し合いの結果、生産中心型の時代であったと総括することになった。そして、会員より「汗を流して育てた作物を、食べるだけでなく、売ってみたい」という意見が出され、1986年（昭和61年）より共同作業所志向期に突入し、販売中心型へと大きく方向性を転換することにしたのである。その結果からの方向性を受けて、農業研究会、農研は「OT商事」と名称を変え、私たち作業療法士が生産を賄い、会員の役割を営業、配達、経理、商品管理として身体機能よりも頭脳労働を中心に、積極的に努力することを指導した。

大まかなまとめであるが、1977年（昭和52年）から1987年（昭和62年）までの11年間の農業研究会の活動の変遷を概観した。患者の活動への関わり方は、その時代や病棟の流行に影響を受けながら、自分自身の興味や指向性により反応していた。そのような基本的な考え方の下、作業療法の治療目標をQOLの活性化に置いて、作業活動の提供の仕方に工夫を凝らしながら農作物を作ることで、自己に対する自信の回復と「やりがい」という価値観を持ち、より社会に近い状況の中で金銭を得、さらにそのための工夫などの販売行為を通して自信を回復し、やりがいから「生きがい」の価値観を持つことへと目標を一段上げることにした。

作業療法は、各種の作業・活動（アクティビティ）を用いる治療法であるが、対価として金銭を得ることは非常に強い動機づけであり、活動に対する興味や態度をきわめて強力に位置づけることに役立つ。得た金銭の使い途をはじめ、忙しい日課の中での営業時間の捻出、市場開拓などの商業実践的な活動は、自らの生活・人生の計画や設計を立てる姿勢にもつながり、目的を持った生活や人生の変容にも効果絶大であった。

エピソード10

patient No.1 Y.H. ♀ Dx.MS

（患者番号1　YH氏　女性　診断名　多発性硬化症）

私の作業療法、第1号の患者さんの話である。もう、既に亡くなられているが、初めてお会いしたのは、患者さんが34歳、私が25歳のときである。色白の美しい女性の患者さんであった。ご存命なら今年で73歳になられる計算だ。病名は多発性硬化症（multiple sclerosis〈MS〉）。「脱髄性疾患の一つで、中枢神経症状の時間的・空間的多発性を特徴とする。好発初発年齢は20～40歳で、初発症状は運動麻痺、眼症状などが多く、寛解と悪化を繰り返しながら進行性に悪化する」。これは『リハビリテーション医学大辞典（医歯薬出版）』での解説であるが、同じようにHさんも四肢麻痺、視力低下の初発症状を抱えながら、発病から5年間を寛解と悪化を繰り返す、寝たり起きたりの生活を送っていた。初めてお会いしたとき、私は入職して4カ月目を迎えていたが、リハビリテーションスタッフ間での患者をめぐる縄張り争いにより、新参者の私には一人の担当患者もいなかった。そのことを気遣っての配慮か、大学病院から出向している医師から初めて処方が出された。それがこの患者、Hさんである。私が担当するまでHさんは、マッサージ師による関節可動域訓練（ROM-ex）など、維持のための基本的な訓練が行われていたせいか、関節の変形や拘縮もほとんどなく、また血圧も安定しているきわめて良好な状態が保たれていた。しかも、インターン実習で私は、多発性硬化症に近似する障害像の脊髄損傷、頸髄損傷による対麻痺や四肢麻痺患者をたくさん担当していたこともあり、なすべきリハビリテーションをよく理解していた。そんな好条件が重なったためか、Hさんのリハビリテーション経過も良好で、作業療法開始から3カ月が経過した頃には、移動は手動車椅子、ADLは排泄と入浴を除き、ほぼ自立の状態となっていた。

家族および職業構成は、本人である美容師のHさん、会社員の夫、そして5歳の長男の3人家族。家族は東京で暮らしていたが、発病のためHさんは夫と長男を残し、単身、長兄の住む新潟の実家に身を寄せ、実家と同じ町の当院に入院していた。入院当初、Hさんは長男の小学校入学を目前に控え、Hさん自身のリハビリテーションゴールと家族の今後のありようについて、不安な気持ちの中で思案の日々を過ごしていた。そしてその結果の本人の結論として、家族3人での一緒の暮らしを切望していることを私に話してくれた。

作業療法では、まずHさんのその強い希望を受けて、その時点でまだ不十分であった排泄の自立を具体的な目標に、院内自立を目指すことにした。Hさんの排泄の問題は、膀胱直腸障害によるものであるが、排尿については女性用尿集器の使用により、訓練開始から間もなく自力にて可能となった。自己導尿の検討の余地も残されていたが、泌尿器科の医師が常駐していないこともあり、この時点では将来的に要検討ということとした。しかし排尿の成功体験は、Hさんのモチベーションをいやが上にも高め、次の課題の排便に、さらに前向きに取り組む姿勢につながった。排便方法は、①ベッド上で下半身の着衣を脱ぎシムス肢位（左側臥位で右股・膝関節屈曲位）をとる、②座薬を臀裂後部から前方の肛門を介して直腸内へ挿入する、③便器の上へ移動して肛門を開くように長座位（足を伸ばした状態で座る姿勢）をとる、④排便、後始末　の順である。各種のテストや検査によって抽出された問題は、A座薬の把持、B手指体温による薬剤融解、C肛門から直腸内に挿入する速やかな上肢の操作能力、D下半身、特に臀部から肛門周辺にかけ

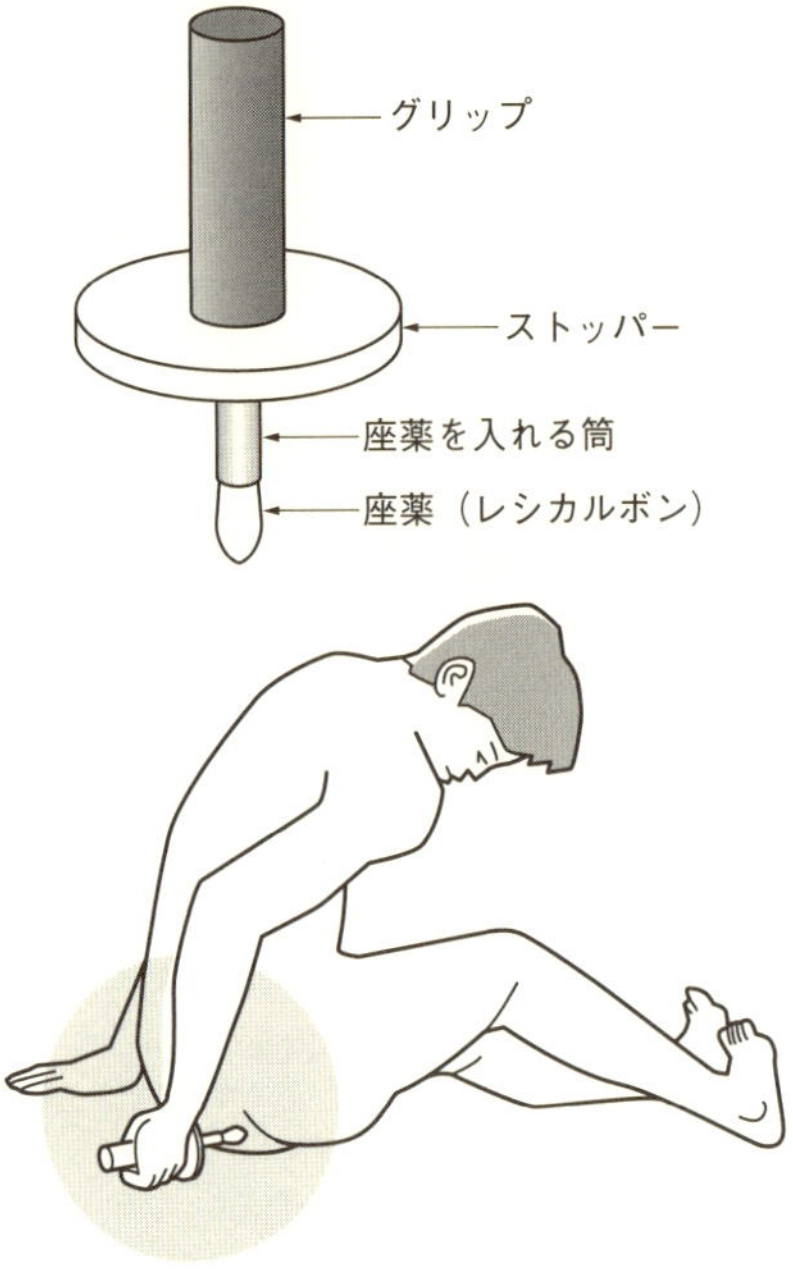

図4　座薬挿入機

ての触覚の消失と痺れ、Ｅ消失した触覚を代償する視覚機能の不全　であった。座薬の把持と体温による薬剤融解に対しては専用自助具「座薬挿入器」（全景と構造をイラストで示す）を作製する（**図4**）。触覚の消失と痺れ、それを代償する視覚の機能不全に対しては、深部感覚で代償する訓練を行う。その具体的方法は、第1段階として、肛門に見立てて板にあけた直径3センチの穴を、長さ12センチの棒で探すようにまさぐる。白杖で道を探りながら歩行する視覚障害者をイメージして欲しい。第2段階は、着衣のままベッド上でシムス肢位をとり、自助具の座薬挿入器を用いて、尾骨側の臀裂より前方へ肛門を探すようにまさぐる、今風にいえば「エアーギターならぬ、エアーまさぐり」である。第

3段階はいよいよ本番、作業療法士と患者が同性でない場合、訓練場面では会陰部を露出してしまい、羞恥心が強く湧くため、プライバシー保護の観点から特に注意を要する。その対策としては、看護師立ち会いの下、実施場所をカーテンで囲う、肛門部を除く会陰部局所をタオルなどで覆い、露出部位を極力必要最小限にとどめるなどの配慮が必要である。Hさんの場合、理想的には女性の作業療法士が担当すべきであったが、担当の作業療法士が男性であり、ないものねだりであるため、Hさんに事情をよく説明して理解と同意を得て実施した。2カ月後、全7回の訓練で、Hさんの排便はほぼ自立した。正直なところ、美しい女性の患者さんが下半身を露出して行うこの排便の訓練は、医療行為とはいえ特に最初は恥ずかしかったが、次第に真剣な何か神聖な気持ちにさえなった。その当時25歳の私には、いろいろな点で初めてのことが多かったが、作業療法士としてのそれからの職業上の人生にとって、大変に有益でよい経験になった。感謝している。

残るは入浴動作だけである。入浴は、移動、起居、立ち上がりなどの基本動作に衣服着脱と洗髪・洗体が加わる全身運動である。安全性の点からも、石鹸やシャンプーなどで滑る洗い場の移動、湯に浸かるために湯船の縁を跨ぐ、湯の浮力の中で溺れることなく座位を保持するなど、きわめて難易度の高いＡＤＬである。Ｈさんの場合、入浴の自力による完全自立には、相当な困難が予想されたが、話し合いの結果、この大きな課題とＨさんの切望している、家族３人一緒の生活の実現を同時進行で取り組むことになった。その後、紆余曲折があり、最終的にＨさん家族の３人一緒の生活は、残念ながら現実のものになることはなかった。動作的には可能性の見出せるものの、難易度の高いＡＤＬである入浴動作の自立は難航した。安全性とＨさんの易疲労性に大きな問題点が出現したためである。家族３人一緒の生活の実現への決定打が出ないまま、Ｈさんは亡くなられた。

おわりに

エピソード1・2は、重篤な病気を発症、あるいは治療の必要性から長期入院が予想され、支持的作業療法の関わりが怒りや不安などの衝動やエネルギーの発散、コントロールに有用であったと思われる症例だ。具体的には、患者が想像で怒りの対象者に傷害を負わせるドラマとそのための自助具の作製・ドラマ仕立てのお白洲（奉行所）、患者のうっ積しているものを発散させるために、作業療法士自身を患者の怒りの対象に用いる方法である。芝居じみているかも知れないが効果的であった。

エピソード4・5は、便利屋として依頼されて作製した代表的自助具のエピソードである。憧れの看護師さんのお尻に触りたい、可愛い子犬を撫でたいという行為にも到達機能障害が影響を及ぼしている。食事など生命や健康管理のうえで直接的に影響を及ぼすものではないが、このような自助具にこそ気配りと愛情を込めたいものである。エピソード10に登場する座薬挿入器は、私の第1号の患者さん向けに、外国の資料を参考に作製したものだ。「必要は発明の母」ではないが、エピソード8の、電動車椅子サッカーの英文資料を翻訳した若者たちの話と重なる。

エピソード7は、作業療法室開発による電気仕掛けの木槌を用いて仕事に就き、結婚して家庭を持つことを夢見た青年の話。エピソード3はこの章全体のまとめとしても言えるが、道具としての役割を担う自助具の円滑な受け入れは、担当する作業療法士の受け入れでもあることの話で、資料としても提供している。同じく資料としてのエピソード9は、11年間継続した作業活動の栄枯盛衰の話。そしてエピソード6は、私の作業療法学生時代の自験例の話である。

療養所玄関前の除草やナースステーションのトイレ詰まりの復旧修理が、作業療法や作業療法士について一般的に知られていない時代の私が勤務した医療施設における作業療法業務の始まりであった。その頃に開発作製した福祉用具や自助具を、資料・エピソードと共に回想したが、いかがであっただろうか？

第2章
病棟の暮らし

はじめに

難病の筋ジストロフィーの患者さんたちに対して、作業活動を介して初めて関わったときのことは、今でもはっきりと覚えている。入職後3カ月が経過した頃のことである。患者さんたちが「2、3日後でいいから、どうしてもレザークラフト（皮革工芸）をやってみたい」と言っているからと、直接、口頭で児童指導員に頼まれたのがきっかけであった。当時、私が勤務した病院には、リハビリテーション病棟はおろかリハビリテーション専門医もおらず、実際には医師の処方による作業療法の実施ではなかった。そんな状況であるため、常設で専用の作業療法室など当然存在するわけもなく、取りあえずの暫定的作業療法室も連日の開店休業状態でもあり、表現は悪いが、暇で時間を持て余していて断る理由もなかったので、その申し入れを受けることにしたのであった。レザー（皮革）は、街の手芸店よりポケットマネーで買い求め、刻印・木槌・スーベルカッターなど皮革工芸専門の道具類は、事情の説明と協力の依頼をして、併設する特別支援学校より借用した。

そしてバタバタと追われるように、作業療法室でレザークラフトを行う当日となった。準備した道具をテーブルの中央に置き、あとは患者さんを待つだけである。約束の時間となり、やってみたいと希望する患者さん3人が、児童指導員と保育士の2人の職員が押す手動車椅子に乗せられてやって来た。児童指導員の音頭でお互いの自己紹介をし合い、いよいよレザークラフトの開始である。作業工程の一通りの簡単な説明の後、デザインのための教本や資料を渡して「さあ、どうぞ」と声を掛けた。すると、3人共それぞれお互いの顔を見合わせてキョロキョロするばかりで、一向に作業に取りかからない。そこで「さあ、どうぞ」と促すようにもう1回繰り返した。反応はやはり先ほどと同じである。3人共、キョロキョロするばかりで作業に取りかからない。いや、取りかからないのではなく、取りかかれないのである。どうやら著しい上肢の筋力低下が3人から、作業遂行能力を、そして体幹の筋力低下が手動車椅子上の座位保持能力を奪っているようであった。その数回の「さあ、どうぞ」という開始を促すやり取りを見ていた児童指導員と保育士、らちが明かないと判断したのだろう、「3人には介助とお手伝いが必要」と、彼らと私のために助け舟を出してくれた。結局、レザークラフトは児童指導員と保育士の2人の職員と、その職員の見よう見まねをする作業療法士の私の、合計3人の介助と手伝いにより、午前中一杯をかけてデザインの工程まで進んだところで、予定していた時間が終了した。驚くことに、ほとんどと言っていいくらい自力でできる工程はなかった。時間中、バランスが崩れて倒れる患者さんたちを起こし、落ちた上肢をテーブルにのせ、教本や資料のページをめくるなど、通常の作業活動を遂行するためには多くの支援と援助が必要であることを、痛烈に思い知らされた。これが筋ジストロフィー患者さんへの、初めての作業活動の提供であったが、何をしたらよいのかわからず手のつけようのない私には、見事に歯が立たない時間であった。新人とはいえ免許のある作業療法士としては恥ずかしい話である。そして、不勉強な著者の指導で上手くいかずに傷ついたであろう3人は、その年の春、特別支援学校高等部を卒業したばかりの、18歳の男性の若者たちであった。健康管理と身の回りの介助の必要性から、退院、進学、就職のいずれもままならないまま、無期限の入院予定がされていた。

児童指導員と保育士に手伝ってもらいながら、何とか3人と一緒の時間を持つことができたように私には感じられたのであるが、果たして彼ら若者たちの感想は、どのようなものであったのだろう。この章は、病棟の暮らしという筋ジストロフィーなど難病患者さんたちの、病気や病気の影響が原因と考えられる、病棟生活のエピソードを中心に述べている。彼らとともに生きるためにも、また、彼らに対して支持的作業療法を実践するためにも、必ず聞いて欲しいエピソードである。

エピソード11

「ジャン ジャン ジャン ジャン ジャン ジャン ジャン ジャン」

午後4時30分、「ジャン ジャン ジャン ジャン ジャン ジャン ジャン ジャン」患者さんたちの呟くような小さな声の大合唱、場所は病棟入り口近くの夕食中の食堂。「ガー」と自動ドアの開く音、期待と不安の気持ちが交錯するなか、一瞬の沈黙の後「ゲゲー」と悲鳴にも似た患者さんたちの声。これは、毎日繰り返される夜勤の看護師を迎えるときの患者さんたちの非公式な定例の儀式。厳しい看護師の夜勤のときは「ゲゲー」、逆に、優しい看護師のときは、ほっとした静かな無言の安堵感がそれとなく漂う。実に微妙だ。それにしても、どうもこの日は患者さんたちにとっては不幸な夜のようである。

ところで、ジョーズというアメリカのパニック映画（1975年）をご存知だろうか。人々がビーチで海水浴を楽しんでいるところに、そこに標的を絞り、音もなく忍び寄る巨大な人喰いザメ「ジョーズ」、次の瞬間、ビーチは大パニックに陥るという筋立てなのだが、このときのジョーズの登場シーンの効果音が、冒頭の「ジャンジャン……」である。

人手が不足する夜間、病棟ではADL（日常生活活動）が全面介助の患者さんたちによる、静かだが激しい看護師争奪戦が繰り広げられる。優しい看護師が担当する夜勤なら、体位交換をして欲しくなったら、ただナースコールを押して待っていればよい。当たり前の時間内に普通に看護師は来てくれるからだ。だが、厳しい看護師が担当する夜勤では、なぜか待たせる、再度お願いすれば正論のような屁理屈を言うなどして、そうはいかないのである。2人夜勤体制ということでの人手不足の問題もあり、原則、看護マニュアル通り、患者さんの体位交換では緊急の場合を除き、2時間を目安に同じ姿勢で待機していることになっている。看護学的に、2時間という時間は問題のない範囲ということらしいが、自力で寝返りができない患者さんたちにとって、じーっと2時間を待っているのは本当に辛い。実際に試してみればすぐにわかるが、健康体の我々でもなかなか簡単なことではない。ましてや、体調によっては頻回となる大便や小便にいたっては、介助に頼らざるを得ない者にとって、まさに生き地獄であると言わざるを得ない。本当に試してみればよくわかるが、「排泄」もまた容易ではない。患者さんたちによれば、これに、「呼吸不全の息苦しさ」「蚊など昆虫に喰われた後の痒さ」「手の筋力低下から自身の身体を掻くことのできないはがゆさ」「病気のことを考えて目が冴え渡って眠れない夜」の4つが加わり、合計5つが、寝たまま状態にあるときの「トップ・ファイブの辛さ」であるという。

優しい看護師が夜勤の夜は、就寝前までテレビを観たり、読書をしたり、ゆったり時間が流れる。笑い声だって聞こえることもある。夕食前の空腹の私を病室に招き入れ、「夜食の残りだけど、食べる?」と声をかけてくれたり、「一緒にテレビ観る?」といった具合だ。「今日は、皆ゆっくりだね、どうしたの?」と尋ねると、「今日は○○看護師さんだから、怒られないの」と言う。彼らなりにいろいろ考えて行動しているのだなあとしみじみ思った。それに対して、厳しい看護師が夜勤の夜は、そそくさと就寝の準備、皆そわそわと落ち着かない様子。「どうしたの?」と尋ねると、「今日は××看護師さん、人手がないから早く寝る支度をしろって、うるさい。先生と遊んでいる暇はないの、どいて」と忙しく余裕がないようである。患者さんたちに聞いてみた。嫌な看護師というのは、介助をしてもらわなければならない状況にある患者さんたちが頼みにくい人のことらしい。看護師のなかには、そういう彼らの気持ちを十分に知っていて、ナースコールを押すと「私でもいい人、どうぞ！」と嫌味なことを言う看護師もいる。「トイレ、お願いします」と言うと「今、したばかりでしょ」「決められた時間でやってくれる！」、「体位交換してください」とお願いすると「一人だから重いのよ」「ちょっと待っててくれる」といった具合だ。人手不足は病棟という生活の場の余裕を奪い、患者さんと患者さんを取り巻く人たちの人間関係を崩壊させていく。

夜勤は2人の看護師で行われる。2人とも優しい看護師の組み合わせでは、はじめに話したように安心して夜を迎えることができる。ナースコールを押しても嫌味を言われる心配がないからだ。2人の厳しい看護師の組み合わせでは、今夜は試練に耐える夜と、その現実を冷静に受け止め、期待をしなければ、心の動揺は小さくて済む。看護師争奪戦は、一人の優しい看護師と、一人の厳しい看護師の組み合わせの夜勤のときに激しさを増す。一人が優しい看護師、一人が厳しい看護師だと、ナースコールを押して自らの手で厳しい看護師を呼んでしまう可能性が50パーセント存在する。うかつにナースコールは押せない。その夜は患者さんたちの駆け引き合戦でもある。ナースコールを押すタイミングが重要であり鍵になる。厳しい看護師にあたらないように、厳しい看護師が自分以外の他患者のケアにあたっている隙に、ナースコール「オン」だ。そうすれば、優しい看護師は必然的に自分のところに来るはずだ。だから皆で呼ぶチャンスを見計らうために我慢する。一人の患者さんが、我慢できずにナースコールを押して、厳しい看護師がそこに行くのを確認するや否や、他の患者さんたちは、次に来るのは優しい看護師だと判断し、一斉にナースコールを押す。だがその場合、優しい看護師が駆けつけることのできる患者さんは一人だけ。残りの患者さんたちには、今度はまたどんな看護師が駆けつけて来るのかわからない。優しい看護師が駆けつけてくれることを祈って、ほの暗い照明の病室で看護師の動向を窺う。これが本当の、ジョーズ来たりて真夜中のナースコールであろうか。

エピソード12

睡眠は永眠を意味する

「睡眠は永眠を意味する」。呼吸不全が進行するデュシェンヌ型筋ジストロフィー患者のMさんが、死期の迫った病床でふと洩らした言葉である。ズバリ、「眠りは死」という意味だ。芝居ならまさに名台詞といったところかも知れないが、患者の間では文字通り「眠ったらそのまま死んでしまう」という意味の彼らの共通言語である。呼吸不全による傾眠状態にある患者は、昼間はうとうととまどろんでいることが多いが、夜間は死に対する恐怖からか、不眠の訴えの増加や、用手人工呼吸の一つである胸郭圧迫を多く要求するようになる。デュシェンヌ型筋ジストロフィー患者の死因の70パーセントは呼吸不全である（1986年当時、国立療養所東埼玉病院統計）。横隔膜、内・外肋間筋など呼吸筋の変性による筋力低下と、脊柱変形による胸郭の変形から肺機能低下をきたすことが原因だ。末期の呼吸不全は、いわゆる肺胞低換気という状態で、頭痛、意識障害、チアノーゼ、傾眠等を呈する。呼吸不全の初期から「胸を押して」というような胸郭圧迫の要求が次第に増加し、ついには自力呼吸不能となる。

呼吸不全が進んでくると、医師より安静を指示されて、やがて一日中ベッドで過ごす生活になる。この延長線上に死の病床である終末期が待っている。日中、ベッドの上に身を横たえていると、特に耳を澄まさなくとも、職員の他愛のない世間話、車椅子や配膳車のタイヤの軋む音、廊下を行き交う職員や見舞い客の足音、患者同士の会話など、様々な生活音が聞こえてくる。陽が沈んで夜になると一転して、自分自身の息苦しい呼吸音までが聞こえるほどの静けさに、患者は圧倒されてしまう。消灯後の、ほの暗いわずかな明かりで見える情景の、消え入りそうなはかなさは、まるで自分の死期が近いことを暗示しているかのようであるという。そして患者は、夜眠ると永遠に眼を開けることがないまま死んでしまうのではと考え、死ぬことを恐れて眠らないようになる。平常時の、居眠りや爆睡など眠りに関わる言葉は、この段階になるとおよそ無縁になる。電動車椅子で動き回っていた患者も、呼吸不全が進行するとベッド上での生活が中心となる。「なにするんだよー」「ばーか」などと、健康な子どもたちと変わらない憎まれ口をきいていた手動車椅子の患者ですら、ベッド上の生活になると、「僕のお菓子あげるから、傍にいてよ」「本を読んで」など、帰らないで欲しいと強く訴えるようになる。1980年代当時、呼吸不全に対して、種々の肺理学療法や、コルセット型体外式陰圧人工呼吸装置の開発が進められたが、完全実用化には至っていない状況であった。この時点で最も効果のあった対処方法は、徒手で胸郭を圧迫して強制的に換気させる用手人工呼吸であった。この当時私は、夜になると意識的に病棟に行き、患者の傍らで彼らの望むことをした。呼吸不全が進行して息も絶え絶えになってきている患者に対して、何が必要なのかを模索していたからだ。傍らにいるだけで満足する患者もいれば、会話を求める患者もいた。私はベッドの近くに椅子を置き、そこに腰を下ろして、お喋りや読み聞かせをした。黙ったままいつの間にか患者と一緒に眠ってしまい、夜勤の看護師にたしなめられたことも数知れない。呼吸不全が進行した患者はチアノーゼが現れる。唇や顔の色が青く、重度の呼吸筋筋力低下のときに行われる舌咽呼吸、別名カエル呼吸という、空気を飲み込むような感じで吸気を行う呼吸法が見られ、その様子の繰り返しに、私はいつしか患者に死期が近づくことへの恐怖を覚え、朝に晩に行っていたベッドサイドへの足が遠のいてしまった。確か臨床8年目（1985年頃）のことであったと思う。そして、そのことを察した患者から「怖くなったのだろう？　びびってしまって最近は来なくなった」と見抜かれてしまったのである。さらにはそのような患者の洞察力の、読みの深さと鋭さにますます恐怖を覚え、自分自身の無責任さに対しても恥ずかしくなり、とうとう病棟に近づけなくなってしまった。患者はそんな私のことを軽蔑したのか、悲しくなったのか、どのような気持ちを抱いたのかわからないが、とうとう目を合わせず声も掛けてくれなくなった。

そんな折、亡くなったMさんのご両親から彼の日記を見せてもらう機会があった。そこには「睡眠は永眠を意味する」ことや、「作業療法士の風間は、僕の病気の進行を怖がっている。僕を避けて、僕から逃げているのが悲しい……。僕の寂しさや孤独をわかってくれる奴かと思っていたのだが。やはり唯の人」という主旨の内容が書かれていた。言葉もない。「これからのあなたのために、息子の日記を見てもらいました」とご両親。私はMさんの日記とご両親の前で、溢れる涙を止めることができなかった。作業療法の臨床10年目を前に、本当に彼らの役に立つ作業療法士になろうと心に固く誓ったのだった。

エピソード13

待って、殺さないで。

S君は、皆から病棟のファーブル先生と呼ばれている。ファーブルとは『昆虫記』で有名な、あのジャン＝アンリ・ファーブルのことである。なぜ、病棟のファーブル先生と呼ばれているのか、S君の病棟での日々の生活を見れば得心できようというものである。

病棟というのは、大きな病院で病室の並ぶ建物のことであるが、その病棟の奥まった病室の窓辺にS君のベッドがある。S君は全身の筋肉が徐々に衰えて弱くなる、進行性筋ジストロフィーという難病に罹っている。しかもデュシェンヌ型という障害の重いタイプだ。そのため自分自身で身体が動かせず、ベッドの上でご飯を食べ、歯を磨き、トイレもベッドで済ませる生活をもう10年以上も送っている。年齢は、20歳。ベッドと、その周りにある床頭台という小さなテーブルと椅子、そしてそこの窓から見える、わずかな中庭の景色だけがS君の世界の全てだ。

体調の良いときは電動車椅子で中庭を散策することもある。S君は、そのわずかに見える中庭で繰り広げられている、植物や小鳥などの自然界の変化、特に昆虫たちのことについてとても詳しい。S君によれば、自分は身体を動かすことができず、一日中ベッドでじーっとしているから、一日中じーっと外の自然を観察することができるのだそうである。そうしていると、いろいろなものが見えてくる。四季それぞれの空気のにおいもあるし、何よりも自分がじーっと見続けている対象の全てが大切に思えるようになり、大好きになるのだとか。そのときこそ心の目の開眼した瞬間なのだとか。好きなときにどこへでも行けて、意識しなくとも自由に身体を動かすことのできる人から見れば、それはそれは比べものにならない、小さな小さな世界かも知れない。しかし、それが病気で動くことのできないため、一日中ベッドでじーっとしていることだけができるS君の全世界なのだ。そんなわけで同じ中庭を10年以上も観察をして見続けているのだから、その見え方、内容の深さは半端ではなくなる。この、時間をかけてじーっと見続けるS君の姿勢が、昆虫を辛抱強く観察して、身を持って知ったことだけを積み上げるファーブル先生とよく似ているのである。

S君が、皆から病棟のファーブル先生と呼ばれている理由がわかっただろうか。これは、その病棟のファーブル先生と呼ばれている、S君の小さな小さな世界で起きた地球規模の愛の話である。

ある夏の日の夕方、私はS君がベッドで横になったままでもご飯が食べやすいように工夫した、回転するお皿を届けた。病棟では夕食の準備の真っ最中だった。夕ご飯にはまだ少し早かったが、工夫した回転するお皿が便利に使えるかどうか試してもらおうと、S君のベッドのそばにある椅子に座って待っていたときのことだった。S君は顔を少し窓の方に向けて、仰向けの姿勢でいつものように横になっていた。そんなとき、タオルケットの布団が掛かっていない方の足の甲に、1匹の蚊がとまって血を吸い始めたのだ。S君は、手や足の指先をほんの少ししか動かせず、自分自身で蚊を追い払うことができない。そこで私が代わりにその蚊を叩いてつぶそうと、慌てて立ち上がって手を上げたそのとき、「待って、殺さないで。そのまま血を吸わせてやって」と、私が立ち上がるのを制止するS君の声が聞こえた。

S君は手足だけでなく呼吸するための筋肉も弱くて、普段は小さな声しか出せないのだが、そのときのその声は大きくて、びっくりするくらいとてもはっきりと聞こえた。そして間を置かず「その蚊は卵を産んで子孫を残すために僕の血液が必要なのだ。蚊も僕と同じ地球の生き物の1種類、僕も彼らのために役立っているね。痒いのは少し我慢していればおさまる。痒みの感覚を刺激する成分が蚊の唾液の中に含まれていて、蚊が人体に針を挿入するときの潤滑油みたいなものさ。大丈夫」と話すのだった。さらにS君は話を続ける「人間の一方的な価値観から、蚊を害虫と決め付けて駆逐しようとする考え方は、極論すれば優生思想につながり、病人や障害者などの弱者に対して、差別や偏見を招きやすくすることにつながる可能性がある。また、地球単位では全ての生物は共生していて、地球にとっては何一つとして、意味のない無駄な生物は存在しない。蚊も、地球上の生物間の連鎖の鎖の一つと捉えることができる。だから僕は、蚊を殺して連鎖を断ち切るような愚かな行為はしたくない。逆に、蚊の役に立とうとさえ考えているよ。また、ある本によれば、世界はアフリカをはじめとする開発途上国の爆発的人口増加に伴い、地球規模の食糧難に陥る可能性があると指摘されている。蚊はそのときの、たんぱく質の供給源になる可能性さえ秘めているともいわれている。人類はグローバルに深く物事を考えることが、強く要求されているのかも知れない。残念ながら、僕にはいざというときにすぐに行動するための、溢れ出るような筋力の身体はない。でも、羨ましいわけではない。僕には僕だけにしかできない生き方があるはずだ。最近、僕が読み出した本がある。それは、正岡子規の『病床六尺』という死の2日前まで書き続けた随筆集だ。これから続きを読むのだが、全部読むと何か見つかるかも知れない。世界はわからないことで満ち満ちているよ」

これが、弱冠20歳の若者の言葉だろうか。しかし、確かにS君は、そういうことを言う、何とも表現のしようのない不思議な若者であった。それにしても博学ともいえる多くの知識や、内容のある幅広く深い考え方を、どのようにして培っていたのだろうか。最近私は、正岡子規の闘病記『病床六尺』を読んだ。今は、いや今になって私は正岡子規のやはり闘病記である『仰臥漫録』を読んでいる最中である。しかしそれにしてもS君は、このように話題が豊富でしかも興味深い話をする。そして、そのことがS君の話を聞こうとする人を、いつの間にか集め、彼が出向かなくとも、人と交わることが可能となっているのだから面白い。まさに才能であろう。筋ジストロフィーの少年を、S君のような才能を持っている青年に育てることも、現代若者言葉でいう「あり」だなと思った。残念ながら、S君は昭和の時代とともに他界された。今朝（2015年12月4

日)、テレビのニュースが中国のPM2・5の話題を報じていた。何やら地球規模の汚染、に……だとか。S君、また会いたい人である。

エピソード14

僕は、筋ジスですが、チンジスではありません。

「筋ジス」は筋ジストロフィーを、「チンジス」はチンジストロフィーを略した言葉です。筋ジストロフィーは、この本の中にも何回も登場する正式な病名ですが、チンジストロフィーなどという言葉はありません。チンジストロフィーは、私が勤務した病院の、筋ジストロフィーの患者さんたちが考え出した言葉です。筋ジストロフィーに読み方の音を似せて作った造語で、患者さんたちによれば男性性器の萎縮を意味しているのだとか。ちなみに筋ジストロフィーの筋は筋肉、ジストロフィーは異（常）栄養（状態）という「痩せ」の意味で「筋異栄養症」とも呼ばれます。先ほどから聞いているとチンだとか男性性器だとか、何やらエッチな話でも始まるのでございますか？ いいえ残念ながらこれからする話は、決してエッチな話などではないのですよ。まあ、言えば、人権の話ということになるのでしょうか。ここでは「チンジス」という言葉で連想する2つの話をしたいと思います。

最初に「僕は、筋ジスですが、チンジスではありません」の意味についてです。この言葉を実際に使用するときの患者さんの気持ちですが「僕は筋ジス、正確には、筋ジストロフィーという病気です。そのため驚くほど病虚弱です。体力や筋力も弱いかも知れませんが、間違っても僕の男性性器まで小さく、いざというときに使い物にならないといっているわけではありません。病気のせいでいろいろなことができませんが、全部ダメになったわけではありません。だから、なんにもできない奴と馬鹿にしないで欲しいのです。いや勘違いしないで欲しいのです」という本音を語っています。どうか皆さんも心の中で呟いてみてください。そして感じていただきたいのです。病気のデパートみたいに身体中どこもかしこも病気かも知れませんが、決して健康で元気なところが全てなくなってしまったというわけではないのです。だから自分たちのことを見下して、軽い存在と馬鹿にして扱って欲しくはないという気持ちが、この言葉には強調して込められているのです。筋ジストロフィーの患者さんは、会話中に自分の病気のことや関係していることで触れられたくないこと、病気のことで自分自身を軽視していて苛立つ内容になると「僕は、筋ジスですが、チンジスではありません」と言っていました。皆、当時は結構この言葉を使っていました。このときは不愉快になっているときです。是非、こちらの言動に無礼や失礼、非礼がないか振り返ってみてください。ですから確かに人権の話なのです。

次のエピソードです。時間は、私が作業療法の臨床を始めたばかりの頃の1977年(昭和52年)にさかのぼります。季節の頃は梅雨、その日はムシムシと蒸し暑く、週2回の入浴の日の出来事でした。夏場の入浴は、特に青年期の若い男性には、いんきんやたむしなどの皮膚科疾患を予防するという意味がありますが、浴室・洗い場の移動、衣服着脱、浴槽への出入りと座位保持、洗体・洗髪など、工程の多いADLです。加えて、転倒や浴槽内で溺れる可能性のある、危険なADLでもあります。テレビのサスペンス番組では、刑事役の人物が5センチの深さの水があれば溺死させられると、話している場面を目にしたことがあると思います。ところで、重度の障害者の多い施設では、決められている時間内に、多くの患者さんの入浴を済ませる必要性があり、入浴は患者さんの自立への尊重やアメニティーといった快適性よりも、能率と合理性が重視される傾向にあります。職員によって洗体と洗髪がなされ浴槽で身体を温めた患者さんが、複数の職員の操作するストレッチャーに乗って帰ってきます。そして、バスタオルの敷き詰められたベッドや床の上に寝かせられます。この段階では患者さんはまだ下着を着けていませんので全裸ですが、陰部をタオルで覆ってプライバシーを保護します。周囲には同様に陰部をタオルで覆って、着衣待機中の患者さんがほかにも数名いる、そんなときにこの出来事が起こったのです。ある中年ベテラン女性看護師が、10代後半の患者さんの陰部を覆っているタオルの上から、ペニスを触って刺激して勃起させたのです。そして笑いながら「手足の筋肉は使い物にならないけど、こっちの方は元気で、テントの支柱のようにピンとしている」「元気、元気。でも、これ以上

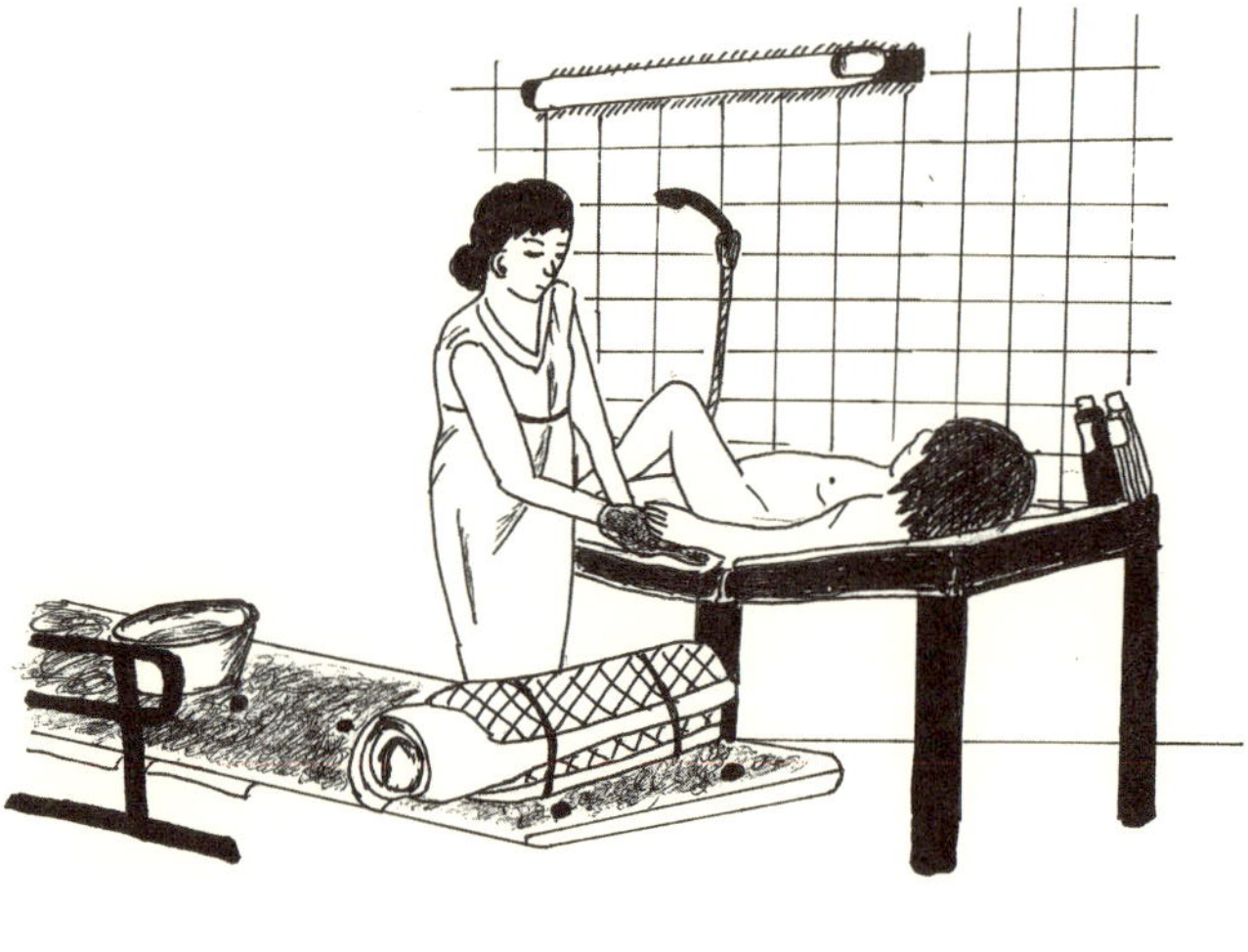

触ったら爆発（射精）して危険かな」。私は目の前で起こったこの出来事に、驚きと恥ずかしさでびっくりしてしまい声も出せませんでした。そしてこの出来事にどのように対処すべきなのかわかりませんでした。こちらは入職したての新人、相手は中年ベテラン女性看護師、病棟での日頃の言動からもその職員が怖いと感じていました。怖くて、怖くて、どうしようもなく、猿を決め込んだのです。つまり巻き添えになることを恐れて口をつぐみ、その場で直接抗議することもせず、また看護師長などの管理者に報告することもせず、見なかったこと、知らなかったこととして、自分の中で黙殺したのです。人として、医療に携わる者として、あるまじき行動です。大変に長い時間が経過しましたが、時効などあり得ないことですね。話は前後しますが、翌日、この入浴場面にいた筋ジストロフィーの青年たちが、話があると職場で私と同室の、一人の児童指導員を訪ねてきました。その場の雰囲気から私は席を外しましたが、話の内容はもちろん、前日の入浴時の勃起事件のことです。詳細については、青年たちと児童指導員との間のこととして、一応の決着を着けたので、口外できないということでした。児童指導員が話すことのできる、可能な範囲の内容を要約すれば、次のようなことでした。「自力で衣服を着ることはもとより、自力で陰部を手で覆うことすらできない、丸裸の無防備な人間に対して、職員である中年女性看護師の前日のハレンチ極まりない行為について、事実関係の説明と謝罪を求めて厳重に抗議する。場合によっては、直接、報道機関へ行く準備もある。公表も辞さない」青年たちからのこの内容を、児童指導員は当事者の看護師に伝えました。看護師は、同年代の自分の息子に接するときと同じように、軽い気持ちで筋ジストロフィーの青年たちに関わってしまった、軽率で愚かなハレンチ極まりない行為に対して、青年たちに深い反省の気持ちをあらわして謝罪をしたのでした。青年たちは、中年ベテラン女性看護師の心からの謝罪の態度に免じて、今回のこの一件はなかったことにしたい、という結論を出したのでした。筋ジストロフィーの青年たちの、なんと寛大で優しい決断でしょう。それにしても、一体、なぜこのような悲しい出来事が起こるのでしょうか。なにか事が起こると、青年たちは職員によく「僕は、筋ジスですが、チンジスではありません」と言います。ここには、見るからに重度障害者という青年たちの外見が仇となって、職員に軽い気持ちや気安さというと聞こえはいいが、正確には馬鹿にする気持ちから、結果として中年ベテラン女性看護師がしたようなハレンチで軽率な行為を誘発してしまう一面を、自他共に強く戒める気持ちが込められているという。青年たちは職員の多くが、自分たちを「〇〇さん」と一個人をあらわす固有名詞としての名前で呼ぶよりも、病名を短く略して呼び捨てのように「筋ジス」と呼ぶ呼び方に、一人の人間として認められていないことを感じていて、大きな嫌悪感を抱いています。そして、抗議すると報復されるので黙っているのだそうです。

終わりに、エピソードの冒頭の部分で「僕は筋ジス、正確には、筋ジストロフィーという病気です。そのため驚くほど病虚弱です。体力や筋力も弱いかも知れませんが、間違っても僕の男性性器まで小さく、いざというときに使い物にならないといっているわけではありません。病気のせいでいろいろなことができませんが、全部ダメになったわけではありません。だから、なんにもできない奴と馬鹿にしないで欲しいのです。いや勘違いしないで欲しいのです」と言っているメッセージを改めてイメージしてくださることを、再度お願いしたいと思います。聞き取りにくいでしょうが、わかりにくいでしょうが、それが彼らの悲痛な叫びの声なのですから。

エピソード15

死について

エピソード12「睡眠は永眠を意味する」で、筋ジストロフィーの最も大きな死因である呼吸不全について触れた。本症は、原因不明で治療法のない予後不良の疾患であるが、2016年（平成28年）における平均寿命は、20代半ばといったところである。それでも私が仕事を開始した1977年（昭和52年）当時は、養護学校（現・特別支援学校）高等部を卒業するまで生存する筋ジストロフィーの患者さんは、そう多くはなかったと記憶している。統計学的な数字の上では約40年前と比較して、今日ではかれこれ10年くらいの平均寿命の伸びはあったのだろうか。とすれば、人生における課題は18歳の高校卒業の時期から、30歳直前の成人期へと拡大することになる。さらに最近の筋ジストロフィー専門病棟では、40歳近い患者も決して珍しいものではなくなってきている。そのため彼らの寿命の延びは、人生における課題の拡大とともに患者に関わる全ての者にとっても、大いに意識されなければならない。ＱＯＬ（quality of life）のＬは生命、生活、人生と訳されるが、筋ジストロフィー患者にはこれら３つの訳語の全てが包含されている。生命、生活、人生の質の充実の方策を常に考えたいものである。死は特に彼らの人生とは隣り合わせであり、直接・間接に、遠く・近くに、強く・弱くにとかたちを変えて意識される存在である。

死に関する情報の患者への提供は、筋ジストロフィー専門病棟を有する病院でも、本人の希望がない限りは、青年期に達するまで積極的に告知しないのが一般的である。それは、本症の発症が死の概念を理解できない３～５歳の幼少期の頃に始まり、その時期の告知はあまりにも残酷であると考えるからである。告知者は職業柄、医師の場合が圧倒的であるが、医師をはじめ信頼される医療側の職員が告知するにしても、死を直接的な話題とするためには、人間（人生）的、職業的な経験が必要であることはいうまでもない。欲をいえば、病棟で一緒に暮らしているという共生の感情が芽生え、なおかつ育っていることが理想的である。また、ターミナル期に関わる者の常識として、特に感冒と誤嚥に注意を払わなければならない。感冒とは職員が感染している場合のことであるが、自分自身への肺炎を招く感冒を、患者は極端に恐れそして嫌う。また、誤嚥は死因でもある窒息や肺炎の原因でもあるため、同様に恐れそして嫌う。余談であるが、風邪をひいている筋ジストロフィー患者宅への、大福やスイートポテトなど誤嚥や窒息の原因となる手土産持参での訪問は、たとえ見舞い目的であっても厳禁である。

病気や死について語ることのできた、告知希望であった今は亡き患者7人に尋ねたところ、おおむね以下のようなコメントが得られた。

正確な事実については医師、ただし、伝える内容はマイルドに、伝え方はジェントルに、である。

看護師は、患者との日頃からの人間関係次第のケースバイケースである。多くの医師ほど近寄り難くはなく、さり気なく話を聞く相手としては適役だが、人間性にバラツキがあることが多いため、日頃の仕事振りから多面的に判断する必要がある。

児童指導員・保育士は、療育関係の専門家としては信頼できるが、医学・医療面については不確実な印象を受ける場面が実際に多々あり、いま一つ信頼できない。

理学療法士は、筋トレなどの訓練だけを主とする専門家という感じで、告知などできるの？ といったところである。

作業療法士は、生活や暮らしのことなど生きることには真剣で詳しくて信頼できるが、医療面でも信頼できるようになって欲しい。との意見を得ることができた。患者視線からは、正直なところいずれの職種も一長一短のようである。究極の話題である死については、患者自身にとっての都合のよい情報を収集して統合していることが窺われた。病気に対する不安や死へのいかなる関わりを実践するにしても、私たち患者に関わる者としては、日頃からのさらなる自己研鑽が必要であることは、間違いのないことのようである。

また、自分自身の筋ジストロフィーという病気については、興味は大変あり知りたいと思っているが、予後を知ることで将来のことがわかることは、怖くもあり複雑な心境になる。病気や死に関する不安な出来事として、患者の大部屋から小部屋・ナーステーション脇の観察室への移動、ある日突然の（誰からも知られることのない）患者の失踪、呼吸不全の息苦しさ、息苦しさが原因の不安・不眠と、7人の患者は答えている。

また、スピリチュアルな側面として、この世のことである現世の不安のみならず、あの世のことである来世と死後の自分の行き先について、不安を抱いている患者もいた。その一人は、不安や恐怖を払拭するかのように、「大霊界」「オーラの運命」などの死後の世界を数多く描いていることで知られる、丹波哲郎の世界や著作集に活路を見出そうとしていた。丹波哲郎は日本を代表する俳優・霊界研究者であるが、自ら総監督を勤めた映画「大霊界」は1989年に公開され、150万人を動員する大ヒットを記録した。この映画の鑑賞後の私の感想を彼に伝えて、「丹波先生を馬鹿にするのをやめてください」と厳しく叱責されたことを、昨日のことのようによく覚えている。

また、病棟で患者に人気のあった女性アイドル歌手の自死事件があったとき、ある患者が話していたことがある。動物の中で人間だけが自死が可能であり、自死は人間だけに与えられた特権である。しかるに筋ジストロフィー患者は、筋力低下による重度の運動機能障害のため、自死という人間の特権すら行使することができない。自死することの是非はともかくとして、実際に行動に移すことのできない、身体の持ち主としては悲しいものがある。しかしこの前の外泊時、偶然あることから自死できるかも知れないことに気づかされたというのだ。その出来事とは、「家族が誰一人いない自分一人だけのとき、顔を洗おうといつものように水を張った洗面台へ顔を近づけた瞬間に、ガクンと身体の支柱が外れてバランスを崩し、水の中に顔をうつ伏してしまった。死ぬかと思った。口や鼻の穴に水が入ってきてむせ込み、息ができず焦った。必死に洗面台の排水口のゴム栓に付いている鎖を、両手の指で手繰り寄せるようにして引っ張り水を抜いた。あとは、自分一人で起き上がることができないから、母親が帰って来るまでそのまま洗面台の中にうつ伏していた。母親に叱られた、こっぴどく叱られた。泣きながら拳骨をもらった。痛かった。本当に怖かった。あのようなことがあったので、自分は自死をしようとは思わないが、不可能ではないと確信した」というものだ。

丹波哲郎の言葉を借りるならば、来世に土産話として持って行けるような満足できる現世と、来世から夢や希望を持って輪廻できる現世の整備と実現を、切にお願いをいたしたいといったところであろうか。

エピソード16

アマチュア無線とインターネット

CQ CQ Hello CQ, This is JE1ZVK, Juliet Echo 1 Zulu Victor Kilo（シーキュウー シーキュウー ハローシーキュウー、こちら、ジェイ イー ワン ゼット ヴイ ケイ ジュリエット エコー ワン ズールー ヴィクター キロ）。これは、電話級（現・第四級）アマチュア無線技士のコールサイン（符丁）による挨拶である。特定の相手に対してではなく、電波到達可能範囲における、広く世界中の人々を対象に、コミュニケーションを取ることを目的にしているときの言い方である。アマチュア無線の機器、特にビームを出力する電波塔（タワー）の性能が優れたものであれば、そのときの気象状況にも影響を受けるらしいのであるが、アメリカ合衆国はハワイ諸島まで電波に乗った声は届くと、35年ほど昔に、筋ジストロフィーの青年たちから教わったことがある。医療関連の文献では、一般的に、この病気の人たちは無口である場合が多いといわれているが、無線機のマイクに向かう青年たちはまるで違っていた。普段、病棟では聞いたことがないような大きな声で、自局のコールサインを連呼してコンタクト（接触）のチャンスを探っている。「大丈夫？」と思わず声を掛けたくなるほど、ドクン、ドクン、ドクンとかなり速く脈を打っている。その姿はまさに別人である。「いけない、心臓、負担が大きくないか？」と、臨床数年目の初心者作業療法士の私は、頭の中で自問自答を繰り返すがわからない。恥ずかしい話だが、彼らのバイタルサインのことがわからないのである。知識も技術も経験もない上、全くの勉強不足である。CQ CQ Hello CQ, CQ CQ Hello CQ 団体無線局の機器を交代で使い回ししながら、そんな私の心配を知ってか知らずか、青年たちはさらにコールサインを続けている。

そして月日は流れた。現代社会は、パソコンを用いてたくさんの人たちと時空を超えてインターネットでつながることができる。そのことを上手に作業活動に取り入れれば、青年たちの病気に対する不安や孤独感を軽減することができるだろう。それに、昔のように大きなタワーのある無線局まで行く必要もなければ、大きな声でコールサインを連呼しなくてもよい。何も言わずに自分のベッド周りで、パソコンのキーボードを叩けば事は足りる時代なのだ。方法や手段は替わっても、筋ジストロフィーの青年たちの、自分たちから他の人たちにメッセージを発信したい熱い気持ちは、今も昔も変わらない。

同じように、現代文明の機器を駆使すれば、できることはまだまだあるはずである。手動車椅子や電動車椅子の普及や進歩もまた、筋ジストロフィーという病気とともに、今に生きる患者の生活を一変させている。歩行困難時の手動・電動の車椅子は、その使用により即座に移動手段の獲得に直結するのは、その最もよい例であろう。しかしその反面、病気の進行による歩行困難が原因で、他の移動手段に頼らざるを得ない必然性が発生すると、その必然性の自覚が自分自身の病気の進行を、嫌が上でも確実に認識せざるを得ない現実に駆り立てる。多くのことができることを選ぶのか、できなくなっている原因の病気に心を奪われるのか、柔軟な思考で判断できることも賢明な生き方であろう。

ＮＡＳＡの技術を用いれば、障害者のいろいろなニーズの大抵のことはできるはずと、どこかで聞いたことがあるが、いつでも、どのような場面でも、可能性に対する発想と挑戦することへの気概が必要であり、大切なことではないだろうか。これもまた、今も昔も変わることのない生・老・病・死の永遠のテーマの一つかも知れない。

エピソード17

「いるー?」とM君 地図帳と時刻表そして料理の本を従えて

私がM君に初めて会ったのは、彼が養護学校（現・特別支援学校）の高等部3年生のときである。デュシェンヌ型進行性筋ジストロフィーで、電動車椅子を使用しているM君は、授業が終わってから作業療法室の私のところにやって来るのがいつもの慣わしであった。それはM君と私が「学校を卒業したら何をするかねえ?」と毎日のように話し合っていたからである。そして、まだ具体案が固まらない構想段階のうちに病気が一気に進行してしまい、呼吸不全のため人工呼吸器を装着する状態に陥ってしまったのだ。

電動車椅子で来室して「いるー?」と鼻にかかった声が聞こえるとM君だ。肺活量の減少と腹圧を高める筋肉が変性による筋力低下のため、鼻にかかった独特な声になる。

その声が聞こえると私はドアを開けて、M君を作業療法室に招き入れる。そして、養護学校高等部卒業後の進路をどうするかという、いつもの話題になるのだった。体調のいいときは私のところに来てくれたが、障害が進行するにつれて私が病棟に行くようになっていった。さらに病気が急速に進行して、やがて障害が最重度となったM君。寝たきりで全介助の状態だ。手足は萎縮して痩せ細り、わずかな動きだけが残っている程度になってしまった。

M君を病室のベッドサイドに訪ねると、技術者の彼の父親が軽量金属の板と棒、アクリル板で自作した仰臥位（仰向け）用書見台を使って読書をしていた。いつも仰向けのまま料理の本や新聞記事を見ている。手でページをめくることができないため、丁寧にその紙面を見ている。そして看護師や通りがかりの人に声をかけてページを変えてもらっていた。訪問すると、例の鼻にかかる声で「おはよう」と挨拶をしてくれる。M君は顎関節が閉じにくい咬合不全もあるため、食事は上手に噛むことも飲み込むこともできない。そのため食事の介助に時間の必要な患者である。口からの栄養は十分に摂れなかったので、点滴なども補助的に利用していた。その直接食べる楽しみを代償的に視覚で求めるかのように、多くの時間を世界中の料理のグラビアやあらゆるグルメ情報に充てずにはいられないのだ。食べ物を口で食べて満足するのではなく視覚、目で見て食べることを想像して満足するようにしているのである。「これ、どんな味がするんだろうね」「これ、食べてみたいね」と楽しそうに、想像を膨らませるように明るく話してくれる。暗い気持ちになると悲しくなってしまうからだそうである。作業療法ではM君が食べられないから気の毒と、食べ物の話題をタブー視したりはしない。食べ物関連の本を見ることを禁止することもしなかった。M君は本を見て想像することが楽しみで、そうせずにはいられないと経験上確信していたからだ。逆にそれを止めさせようとすることは、M君の希望を奪うことになりかねないとの判断からでもある。そんなM君の希望を叶えられないか、何とか口に含むことだけでもできないかと他のスタッフとも様々な検討を重ねた。口腔機能の課題は大きな宿題になった。

M君は、地図帳や時刻表も丁寧に見ることが好きだった。M君の住んでいる地域の最寄り駅を2つ言うと、時刻表を暗記していて出発時刻から到着時刻まで教えてくれる。地図帳を丁寧に見ながら、知らないところを調べたり想像しながら旅をすることも大好きである。そして難しい漢字で読めない地名を教えてくれたりもする。「福生は福が生まれると書いてふっさだよ」「小手指はこてさし」などなど得意げに教えてくれる。知らなかった私はM君の知識に感心し、真摯な態度、あるいはさらなる畏敬の念で彼に接する。このことによりM君はさらに自信を持つ。このような螺旋階段的な相互信頼に基づく人間関係の構築は、特に支持的作業療法では大切であり、将来的には終末期に大いに役立つものである。終末期は、この信頼関係だけで作業療法の時間を構成できなければ、効果的な作業療法を実施することは厳しい。私ができたことといえば、M君がナースコールを使いやすくすること。具体的にはナースコールの中の硬いバネを切断してその力を弱めたり、スポンジと交換してM君の筋力に適合させることくらいである。M君は食事も排泄も同じベッドの上で行い、他人の介助によるADL全面介助の生活を送らなければならない。しかし、頭の中で美味しいものを食べたり、地図を見てどこかへ出かけたりと想像の翼を拡げているのである。食べられなくとも食べることへの関心は薄れることはない。生活を想像して楽しむことができれば、ベッド上での生活であっても行きたいところに旅をし、雰囲気のよいレストランで美味しいものを食べ、人生を楽しむことができる。そういう場面構成のできる作業療法士を私は目指している。

エピソード18

筋ジストロフィー患者の人生の浮き沈み

「筋ジストロフィー専門病棟で入院生活を送る、患者の人生をどう考えるか?」。生活向上委員会の会議に召集され、作業療法(士)の立場から意見を求められたことがある。生活向上委員会は文字通り、患者の入院生活を有意義なものへ向上させることを目的に、入院患者と病院職員により組織された委員会である。残念ながら会議の席上で、生活向上委員の質問に私は返答できなかった。そのことが、私が筋ジストロフィー患者の人生について調査するきっかけになった。

筋ジストロフィー専門病棟では、多くの患者が若くして死亡退院の転帰をとる。返答できなかった私がよい例であるが、一般的には、日々の生活やその集合体である人生は、死を意識しない限り、考えにくいものであろう。しかし、予後不良の筋ジストロフィー患者にとっては、その病棟における一日一日の、毎日の生活の積み重ねこそが人生であり、そこでの彼らの日々の暮らしに思いをいたすことは、少なからず患者の人生を意識することになり、患者にも病院職員にも有益であり、きわめて意義深いことではないかと考えるのであるが、いかがであろうか?

近年、筋ジストロフィー患者の人生に、自立生活など新しい生活の選択肢が登場してきたが、いまだ患者の多くは歩行不能となる10歳前後に入院し、健康管理、身辺介護、併設の養護学校（現・特別支援学校）で教育を受けるなどの理由により、平均18歳で死亡するまでの一生涯を、筋ジストロフィー専門病棟のある国立療養所で送ることが多い。10歳前後の少年が、一人親元を離れて青年期、そして成人に達する10年以上の長きを、病院で暮らした結果、いつの間にか知らず知らずのうちに、好むと好まざるとにかかわらず、病院という特殊な環境下における様々な影響を受けることとなる。また、病院は一般社会の刺激や変化という点で乏しく、そのため単調で無味な生活を送ることにもなる。さらには、両親や兄弟など基本的人間関係の家族から引き離されて、人間関係が希薄となり、人生という概念を学習しにくい状況の中で、毎日を送ることになっても、それはある意味で仕方のない、きわめて自然な成り行きであろう。筋ジストロフィー患者

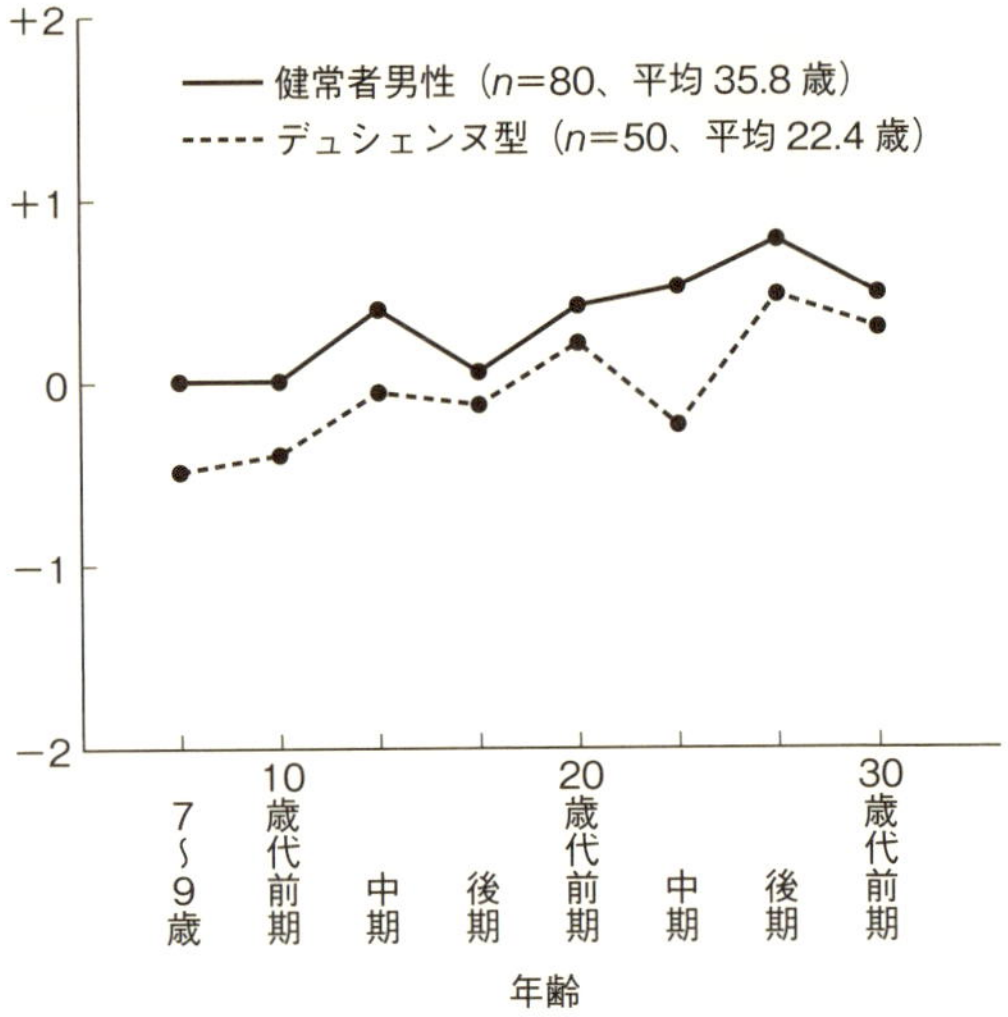

図5　人生に対する浮沈度の平均値の推移（文献5）

に対して作業療法を行うことは、多少オーバーな言い方になるが、少なからず、彼らの人生に関わることになる。そこで、彼らの人生を知り、理解することは必要不可欠であると考え、筋ジストロフィー患者の人生の浮き沈みに関する調査を実施した。

図5は、80名の健常男性と比較した、筋ジストロフィー患者（50名）自らの、人生に対する認識を示す浮沈曲線である。回想法により、過去から現在までの人生の出来事（ライフイベント）を、5段階の価値基準で判定している。両者とも、年代が進むとともに徐々に右肩上がりになっているが、健常者男性が0「普通」から+1「よかった」の範囲で、自分の人生を肯定的に捉えているのに対して、筋ジストロフィー患者は、-1「悪

かった」から0「普通」という範囲で、否定的に捉えていて、自らのQOLを健常男性よりも低く認識している。

表2は、図5における浮沈の原因となっている出来事を整理したものであるが、ここからは各年代における「よかった」「悪かった」具体的な出来事を把握することができ、良好な対人関係や生きがいの持てる趣味・創作など余暇活動の有無が、人生の浮沈に大きく関わっていることもわかる。

以上が、「筋ジストロフィー専門病棟で入院生活を送る、患者の人生をどう考えるか?」という、生活向上委員会の意見を受けて行った調査の結果である。今日、40歳以上の長生きをする筋ジストロフィー患者も決して珍しいものではなくなってきているが、それでも我が国の一般健常男性の平均寿命である80歳から比べれば、長くなったといっても40年という半分の時間が、彼らの人生の持ち時間なのである。そのような絶対的持ち時間の少ない彼らに、作業療法は果たして、大切な彼らの持ち時間の無駄使いになりはしないだろうか、という不安と心配が常に筆者の心の根底にあった。この調査結果は、そういった否定的な印象を一掃し、今でも積極的な作業療法の展開を試みようとする筆者の気持ちの拠りどころとなっている。

表2　浮沈の原因となった出来事（文献5）

		家　族	入院生活	教　育	その他
7〜9歳	＋	両親からの愛情 旅行に出かけた	友人と遊んだ	同級生の親切 普通学校の生活	
	－	両親の不仲・離婚	入院した 体育見学	いじめられた 歩行困難	病気になった
10代	＋	旅行に出かけた	行事が楽しかった 野球に情熱をかけた 海外旅行をした 将棋を覚えた パソコンを覚えた 車いすホッケーができた	友人がたくさんできた 学校生活 自分の意見が言えるようになった	病気が治ると言われた 恋愛
	－	両親の離婚 親の病気や死	病棟生活がつらい 友人の死 訓練がつらい 家族と離れて入院した	普通学校の友人と別れて養護学校に転校した	歩行困難 自分の病気・病名を知った 車いす操作がつらい 電動車いすになった 病気になった 失恋・片想い
20代	＋		多くの人と接した 音楽に興味 バンド結成 創作活動が充実 作詞・絵画に興味 病院に入院		デートした
	－		自治会の対人関係で自信をなくした 友人の死 毎日することがなく暇		病気の進行 失恋した 何かしなければと思うが、本気になれない
30代	＋		絵画の個展を開く		
	－		友人の死		病気の進行

エピソード19

NP1興味チェックリスト カテゴリー別・ステージ別の興味「大変ある・ある」

「先生はそれでいいかも知れないが、僕たちは作業療法でやっている面白くも何ともなく、しかも上手にもならないようなことを、あてどなくいつまでもやりたくない。自分のことだと思って、もっと真剣に、もっと本気になってやってよ」「学校卒業後、私たちの行けるところは病院のここしかないのに、先生は嫌なら仕事を辞めることだってできるし、そこまでいかなくとも、気分転換に夜になったら街へ飲みに行くことだってできる。先生は他人の私たちのことだと思って、こんなんでいいんじゃないなんて、簡単に納得しないでよ。それに先生の仕事は、作業療法という治療をすることなんだよね。それじゃあ、もっと責任を持ってよ」と臨床10年目の頃、電動車椅子を使用している特別支援学校高等部の卒業生たちに詰め寄られたことがある。実に耳の痛いストレートな意見であった。

そこで、このままではいけないと、卒業生たちの期待を裏切らないために、彼らの興味や指向性を調べることにしたのである。作業行動理論の中では、興味は作業行動を支える内発的動機の一つとして捉えられ、作業療法における患者の作業活動選択の際に重要だとされている。方法としては、カリフォルニア大学ロサンゼルス校（ＵＣＬＡ）のNeuropsychiatric Institute（ＮＰＩ）作業療法部門で用いられている、一種の質問紙法による資料収集法であるＮＰＩ興味チェックリストを用いた。

そのＮＰＩ興味チェックリストを用いて、78名の筋ジストロフィー患者の、カテゴリー別・機能障害度別の興味のあり方を示しているのが**図6**のグラフである。縦軸には、興味の程度「大変ある・ある」を、横軸には機能障害度ごとの症例数が示してある。支持率第1位は、茶話会・食事会・芋掘りと焼き芋大会など、社会的レクリエーションであり、対象となった3から8の全障害度で、他のカテゴリーを上回って患者が最も興味を示すカテゴリーである。

また、筋ジストロフィーは進行に伴って重度の運動機能障害を呈する疾患であるが、身体的スポーツが支持率の上位を占めており、運動機能の喪失が必ずしも興味指向性に影響を及ぼしているとはいえない。さらにまた、手指機能が晩期まで維持されるからといって、多くの患者が手工芸的技術に強く関心を示しているわけではないことがわかった。

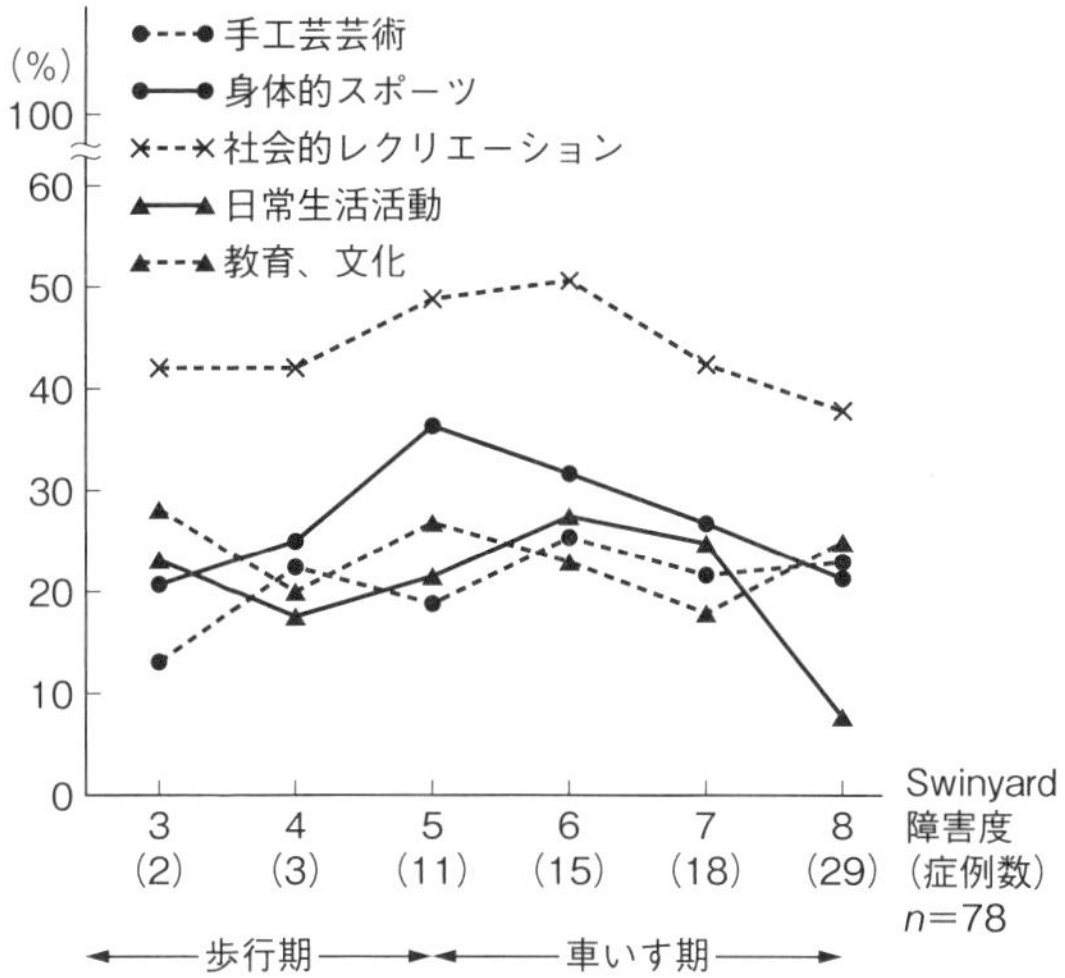

図6　NPI興味チェックリスト（文献7）
カテゴリー別・ステージ別の興味の程度「大変ある・ある」

岡庭の「レクリエーションの形成に必要な人間関係の度数分類」（文献6）を用いての分析では、78名の患者のうち75パーセントの59名が、CD・ラジオによる音楽やテレビ・ビデオの視聴のような、一方向で受身的な活動を好む傾向にあった。特にその傾向は、特別支援学校高等部卒業後の患者に強くあらわれていた。

これらは作業活動の選択におい

て、これが患者に最適な活動でこれさえ行っていればよいというワンパターンのものではなく、一個人のニーズとしての位置づけが必要であることがわかる。そして、支持的作業療法に必要不可欠である強力な動機づけのためにも、患者の望むことの全てが、彼らに適した活動であると理解、さらには認識されるべきである。

患者が興味や指向性を示す活動種目を、障害の程度にかかわらず、楽しむことのできるようにする調整能力が、作業療法としての治療技術である。その技術があって初めて、喪失体験の連鎖と心的外傷から派生する自信のなさ、自信のなさによる消極的姿勢と遂行課題不足、遂行課題不足による未成熟な有能感と自信のなさという、悪循環の環を断ち切ることが可能となるのである。しかしながら、患者が興味や指向性を示す活動種目全ての治療的使用が、不可能なことは明らかなことである。治療的使用のためには専門的な教育が必要であり、作業療法士養成教育機関における教育期間内だけでの知識および技術の習得には最初から限界があるからである。現実的で実践可能な方策としては、周囲の心得のある人たちやプロ集団に専門的指導を仰ぐべきであり、彼らの募集、時間・空間的な調整機能を作業療法士が担うことも一法である。そして作業療法実施のための道具の工夫、作業工程等の改変などに、作業療法士としての専門性を持って協力し合うとよいのではないだろうか。また将来的には、一人の作業療法士が一つの活動種目を長期に継続して用いることにより、多様な場面における使用の知識・技術の蓄積を図り、その経験を持ち寄って多面的な分析や研究を行う、一村一品ならぬ一人一芸運動が、作業療法の世界で市民権を得るならば、率先して是非とも加わりたいと思っている。

本エピソードの冒頭に話を戻そう。この一件を契機に筆者は、作業活動の技の向上を図るべく同僚の作業療法士と2人で分担して、当時の患者のリクエストであった陶芸と皮革工芸（レザークラフト）を、プロの作家に師事したのである。残念ながら内弟子になるには無理があって叶わなかったが、幸運にも筆者の意図を理解してもらい、週1回の頻度で5年ほどの期間、内弟子同様に厳しくも愛情のこもった好意的な指導を受けることができたのである。結果は歴然、こちらが変われば患者も変わる、患者が変わればこちらも変わる。患者の作業への取り組み方である作業態度が一変したのである。変化を一言で表現するなら、静かであるが力強く雄雄しいのだ。そこにはかつての作業療法室にはなかった、前向きで真剣な雰囲気が漂い始めるようになっていた。筋ジストロフィー患者に対する支持的作業療法の可能性への手応えを感ずることができた瞬間だった。作業活動を用いて心身に刺激を与え、心理的効果を期待できると確かに実感することができたのだ。

エピソード20

昼も夜も一日中パジャマ（Bさん）・体育祭行進せず（Cさん）・君たちに進路指導は要りません（Y君）・放送大学、勉強なんて意味あるの？（Z君）

このエピソードのタイトルはやけに長いですね。それもそのはずです。このお話は、筋ジストロフィーをはじめとする様々な難病の若者たちが、病棟や併設の特別支援学校（かつては養護学校という呼び方であった）での生活の中で、いわゆる「頭に来た」代表的な出来事のタイトルを、対話形式で4話つなげているからなのです。これはほんの一部であって全部ではありませんが、患者の皆さんにはこの順番で話していただきます。いろいろな立場からのこの種類の話は、職員間でも話題になります。職員は患者さんのことを逆に、クレーマーとか、モンスターペイシェントと呼びます。基本的サービスの質ということでしょうが、「接遇」という言い方もありますね。言い方や呼び方の話ではないと思うのですが……。

1番バッターはBさん。20代前半の女性です。ウェルドニッヒ・ホフマン病という、筋ジストロフィーとは違う進行性の筋力低下を主な症状とする病気です。私が勤務している病院の方が、より専門的な病院だということで、都内の総合療育センターから転院してきました。それでは、はじめたいと思います。Bさん、どうぞお願いいたします。

『最初にびっくりしたのは、転院して来て初めて病棟に行ったときです。患者はベッドで横になって休んでいるものなのだから、また、自分自身では着替えもできないからという理由で、昼も夜も一日中パジャマで過ごしていました。患者全員がパジャマ姿なのです。本当に驚きました。もちろん私のいた前の療育センターでは、そんなことはありませんでしたし、若者である患者にとっては、装うことは興味ある大切な自己表現のはずなのに、当たり前のように一日中パジャマで過ごす、そんなことが実際に行われているなんて、信じられませんでした。たった一人で始めた反乱です。味噌汁や飲み物を誤ってこぼしたふりをし、汚れたパジャマを着替えさせてもらう。着替えたらまたこぼし、しまいには着替えるパジャマがなくなり、職員は仕方なく洋服に着替えさせてくれるのです。そんなことを最初は時々、そして徐々に頻繁にやりました。わざとこぼしているのだろうと、すごく叱られましたが、それでも悔し涙を流しながら続けました。やらずにはいられなかったのです。そうこうしているうちに、協力してくれる仲間も少しずつ増えていきました。本当にいろいろありましたが、なし崩し作戦というところですね。結果的には、考え直してみようという職員の協力者も増えてきて、ようやく、一般的な生活習慣として当たり前の、昼は洋服、夜はパジャマということが認められたのでした。今は昔の話です』

次はCさんお願いします。CさんもBさんと同じ病気ですが、Bさんよりも年齢的には2、3歳お姉さんです。

『私はここに来るまでの小学校時代は、養護学校の先生が自宅に来て授業をしてくれました。ですから、一人ぼっちではなくて同級生がいる、学校生活と呼べる経験は、ここに来て初めてしました。中学生になったこともあり、何でも前向きに取り組んでやろうと、最初はとても意気込んでいました。もちろん体育祭という行事にも積極的に参加をするつもりでいましたが、入場行進は歩ける児童・生徒がするもので、車椅子や電動車椅子を使っている児童・生徒は、それこそ足並みが揃わないから、入場行進には参加しないという方針だとかで、本当にがっかりしました。ヤル気も失せたし馬鹿にされたようで悔しかったですね、その差別感というか、最初から相手にしていないというか、まさに養護学校における障害者差別ですね。センスが悪いというよりはないというレベルです。誰にかけて表現しているのかわかりませんが、足並みが揃わないなどと品のない洒落をいっていましたね。オリンピックの閉会式のように、国籍や人種そして肌の色などを超えて選手たちが交じり合って、手をつないで行進するとか考えられないのですかね。それとか、あるいは歩ける児童・生徒が車椅子を押すとか考えられないのでしょうか、全くもう、頭を使うことを生業とする教育者のくせに情けない。何を考えているのでしょうか』

『頭に来る、腹立たしいといえば、私の話もそうです。私の場合は、高等部の最終学年である3年生を目前にしたある日のことでした。進路指導をするというので、教室に行ったのです。そうしたら担任の先生が、喘息や腎ネフローゼの生徒は教室に残って、あとの生徒は帰ってもよいというのです。えっと思って、僕たちは?と尋ねました。すると、『君たちには進路指導は要らないでしょう。養護学校高等部卒業後はどのみちこのまま、この病院で入院を継続するのだから』という答えが返ってくるではありませんか。びっくりしましたね。最初から決めてかかっているようで、本当に頭に来ました。思わずカーッとなってしまって、もういいよ、生徒のこともまともに心配できないようなあんたらに、そんなこと言われたくないって、と捨て台詞を吐いて教室を出て来てしまいました』

と普段は物静かなY君。彼の病気は、デュシェンヌ型筋ジストロフィーという最も重篤なタイプ。授業途中での退室、よほど腹に据えかねたのであろう。

おや、こちらの方でも、発言を待っている方がいらっしゃいます。えーと、こちらは、Y君と同級生で同じ病気のZ君です。最後はZ君、どうぞお願いします。

『皆さんが今まで話されてきた、超頭に来たことの話の、僕たちには未来が存在しないかのような言い方は同じです。僕も経験があります。よく覚えていますよ。あれは、大宮の埼玉学習センターへ、放送大学の面接授業に行く予定をしていた日のことです。同行してくれるボランティアの人たちが迎えに来てくれて、僕は出発の身支度を調えていました。そこへ職員がやって来て、皆の前で、放送大学？　今さら勉強なんてしたって意味あるのかねー？　進学も就職も考え難いというか、しない、できないわけだし……と。勉強なんてするなと言わんばかりにね。職員は僕たちに対してやはり期待感ゼロパーセントだということがよくわかります。それに身支度の介助も面倒臭いのかもね。それ以上に、どうしてそんなことを言うのか、よくわかりませんね。腹立たしくて、わからないことばかりです』

時間になりましたので皆さん、どうもありがとうございました。

『えー、もう終わり？　まだまだあるのになー……』

以上、病棟や養護学校で起こった、青年たちにとって特に悔しく、腹立たしいエピソードを、４人に語ってもらいました。残念ですが、こういうことが実際に起こっているのですね。しかもこれは一部です。相手が、青年たちにとって最も身近にいて、彼らのことを一番に理解しているはずの、病棟や学校の職員だけに、その言動には驚かされるものがあります。なぜ、そのようなことになるのでしょうか?　同じ時間と場所を共有していながら、共生どころか否定的な人間関係になるのは、一体どういうメカニズムが働いているのでしょうか?　このことは、なにもこの病気や障害を持っている人たちだけに起こっていることではないように思われます。毎日のように、新聞・テレビで報じられる、乳幼児・児童・生徒、高齢者への虐待や殺害の事件もまた、上手く言えませんが、何か共通性があるような気がしてなりません。本当に悲しいことですね。

おわりに

「病棟の暮らし」をテーマとする10のエピソードを紹介した。８つのエピソードが、難病が原因あるいは影響を及ぼしている病棟生活の特徴的なエピソードで、２つのエピソードが関連する資料である。エピソード11・12は難病に共通で基本的とも言えるエピソードである。エピソード11が、ＡＤＬの自立度が低いことは逆説的に介助度が高いと言い換えることができ、病棟における慢性的で深刻な人手不足問題から、ひいては患者の自己決定に至るまで影響を及ぼしている話。そしてエピソード12が、呼吸不全やターミナル期における睡眠と死の恐怖の話である。

エピソード13は、長期臥床患者の定点観察と世界観の話で、エピソード14に患者自身の人権に関する、ある一つの本音の話と続く。エピソード15が「死の周辺」をキーワードとする話で、エピソード16は時空を超えるコミュニケーション・ツール今昔の話である。エピソード17は、地図帳と時刻表そして料理本とともに生きた、ある筋ジストロフィー患者の話だ。エピソード18・19は、それぞれ、筋ジストロフィー患者の人生の浮き沈みと興味や指向性の話で、エピソード20は、ディスカッション「病棟・養護学校（職員）に物申す！」で締めている。

彼らとともに生きるためにも、また、彼らに対して支持的作業療法を実践するためにも、必ず聞いて内容を理解して欲しいエピソードである。

第3章

感想文集『支持的作業療法を受けてみて』

はじめに

支持的作業療法は、馴染み過ぎるくらい馴染んでいる普段の生活、あるいはそこに含まれる素材や要素を用いて行われる治療のため、それを一目見てただちに治療だとわかってもらえることはきわめて珍しいことなのです。まえがきをはじめ随所でくどいくらいに触れていますが、いわゆる消毒のにおいや注射などの、医療の一般的イメージからは大きくかけ離れていて、誰が見てもわかりにくいのです。説明がくどくなりましたが、この章では読者の皆さんに、ここで登場する患者さんたちに対して行われた作業療法を、分析的に捉える試みをしていただきたいのです。

ちなみにこの章では、1977年（昭和52年）4月から1998年（平成10年）3月までの21年間に、私が立ち上げた作業療法部門で、支持的作業療法サービスを受けた患者さんの中から、本書への掲載を申し出てくださった8名の患者さんの意見をそのまま掲載しています。自身による自由記述あるいは口述筆記で書いてもらいました。この章の内容は、平たく言えば感想文集です。感想文集の性質をもっていますから、患者さんたちの生の声が反映されるように意識しました。それは生の声から、読者の皆さんに支持的作業療法の効き目や効き方を、知って欲しいと考えたからです。そして、どんなところがどのように作用して効いているのかを、患者さんの感想文から追体験をして欲しいと思うのです。そんなことを意識しながら読み進めてみてください。

エピソード21

自分らしく生きていきたい（Mさん）

Mさんは27歳の女性で、現在、電動車椅子を使用して全面介助の生活を送っている。1歳半くらいのときに、医師からウェルドニッヒ・ホフマン病と診断される。そのとき、両親は医師から、3歳まで生きられるかどうかと宣告されたそうであるが、それがMさんの医療機関への長い入院生活の始まりである。本症は神経原性疾患で、常染色体劣性遺伝性の遺伝子の異常により、脊髄前角ニューロンが消失していき、その支配下の筋線維が徐々に萎縮する病気で、臨床症状より3型に分類される。MさんはⅡ型で、知的には問題がないと思われるが、いずれの型でも全身の筋力低下が問題となる。1歳半時の診断であるが、それ以前から病状が出現していた可能性も考えられるがはっきりしない。中学まで東京都内の肢体不自由児施設で入園生活を送っていたが、より専門性の高い施設での治療を受けることと、高校への進学を視野に入れて、私の勤務する国立療養所（以下、療養所）に転院することとなった。その当時のことを総括して、「前の肢体不自由児施設では同じ病気の人が少なく、転院して初めて本当の意味で、自分自身の障害と向き合った気がする」と本人は話している。併設の養護学校（現・特別支援学校）高等部で3年間の学校生活を送った後、さらに療養所筋ジストロフィー専門病棟での入院生活を継続することになった。入院継続、自宅への家庭復帰、自立生活、進学、就職などの選択肢からの選択の結果である。健康の維持とＡＤＬの自立の程度を考えれば妥当なのであろう。選択肢といっても、正直なところ残念ながら、選択の余地などほとんど存在しないに等しい。その当時の状況を、Ｍさんの作業療法の感想文から一部、抜粋して引用する。

『養護学校高等部卒業後、療養所に残った私は、病棟のサークルに入ったものの、特に面白くもなく、なんとなく毎日が過ぎていくという感じだった。そんなとき、友人の紹介で、作業療法を始めることにした。「ここでは自分の好きなことをやっていいのだよ」と言われ、私は、革細工と洋裁をやってみることにした。初めは小物から、それができあがるとだんだん欲が出てきて、大物に挑戦していくようになった。どうしたら自分がやりやすいか、先生と一緒に考え、右手に残るわずかな力で、ひと針ひと針、半年以上かかって縫っていったカバン。最初はミシンのスピードについていけず、直線縫いもできなかったのに、いつの間にか直線どころか、襟や袖のついたワンピースが次々とできるようになっていった。なんだかここにくると、自分に魔法がかかったみたいになんでもできるような気がした』。これが作業療法との出会いである。

そしてその頃、未知の世界との出会いがあった。『病棟の自治会活動で大学生との交流会というのがあり、そこで仲良くなった友達によって、私の人生は大きく変わっていった。初めのうちは、彼らが療養所に遊びにくることが多かったのが、そのうちに一緒に外に出かけるようになり、長い休みには旅行にいったりと、私を未知の世界にどんどん引っ張っていってくれた。お酒の味を教えてくれたのも彼らだし、悪いこともたくさんした（具体的には言えないが……）。ときには終電に乗り遅れ、朝までカラオケBOXでオールしたこともあった。「自分も大学生だったら、こんな生活が当たり前なんだろうな」そう思いながら、彼らと会うことだけを楽しみに病棟生活を送っていたと思う。そして、大学1年生だった彼らも次々に卒業し、就職していくことになる。そのときに「ああ、私には未来がない」と思った。友達はみんな大学を卒業したら就職して、そのうち結婚して家庭を持って……というように先があるが、私にはこの先なにがあるんだろう。このままずうっと療養所にいて、なんとなく毎日を過ごし、そのうちに死を迎える。「本当にそれでいいの？」確かに療養所のなかでも楽しいことはあるかも知れない。もっと充実した生活があるかも知れない。でも、それを私は見つけることができなかった。もっと違う生き方があるんじゃないか、もっと自分らしく生きられる方法があるんじゃないか。その思いが、「自立生活」への一歩になった。

しかし、そうはいっても、現実は甘くなかった。一番壁になったのはやはり家族だった。小さい頃から家族と離れて暮らしていたせいか、自分のことで親と話すということをしてこなかったため、どう伝えていいのかわからず、この気持ちの全てを手紙に書くことにした。初めのうちは「お金はどうするんだ。具合が悪くなったらどうするんだ。絶対にだめだ！」といっていた。今まで親にはあまり反発してこなかった私も、今回ばかりはあきらめず、何度も何度も話をし、ときには家族会議も開きながら、一つ一つ納得できるように、少しでも安心できるように説明した。最終的には「自分の人生は自分で決めたい。全部自分でやるから」と押し通し、ＹＥＳといってもらった。だから、「親には絶対に迷惑かけるもんか」という気持ちが強く、経済的な援助もしてもらわなかったし、引っ越しも手伝ってもらわなかった。半分は意地である。

あれからもう2年が経つ。現在は、自分の選んだ介助者を一日二交代制で入れながら、普通の2DKのアパートで暮らしている。介助者には国や市から保障されている介助料から給料を払い、仕事として私のやりたいことを私のやりかたでやってもらって、私のしたことにして、「自立生活」を成り立たせている。初めのうちは一人の生活に戸惑いもあった。療養所にいれば、黙っていても時間になればご飯が出てくるし、決まった時間に起きて決まった時間に寝ればいい。しかし、一人だと誰も起こしてはくれないし、ご飯も作ってくれない。療養所にいればどんなに楽だろうと思うこともある。でも、自分の好きなときに起き、好きなときに好きな物を食べ、好きなときに出かける。そんな自由な生活、「明日はなにが起こるかわからない」そんなドキドキ感が、今日も私を元気にしてくれる。

この生活を始めて一番よかったと思っていることは「かけがえのない大切な人ができた」ということである。彼と出逢って、私は、人間として、そして一人の女性として少しずつだが自信が持てるようになった。どこにでもいる恋人同士のように、デートをしたり、手料理を作ったり、ときには喧嘩をしたりもするが、彼といると自分がすごく素直になれるし、そんな自分が私は好きだなあと思えるようになった。「自立生活」を始めて2年、今のような自由な生活を一生続けていくことが目標であり、私の夢である。そのなかで、自分にしかできない「何か」を見つけ、現実にしていけたらと思っている。私自身、身体的にも不安がないわけではないが、何かあったときのことを恐れるのではなく、いつまでも夢を持ち続けながら楽しく、自分らしく生きていきたいと思っている』

エピソード22

「自立生活」の喜び（Fさん）

Fさんは2歳半のとき、一つ年下で同じ病気の妹とともに、国立療養所（以下、療養所）に入院する。以後、父の転勤の前後2カ所で、13年間ずつ合計26年間、今まで生きてきた人生のほとんどを、療養所で暮らしてきた。病名はウェルドニッヒ・ホフマン病Ⅱ型。両親によれば、生後11カ月頃の発病で、Fさんにスプーンを持たせてもすぐに落とすので変だと思ったとのこと。両親にとってこのことが受診の動機となった。私が勤務する療養所は、Fさんにとっては2カ所目に入院した療養所ということになる。現在、Fさんは電動車椅子を使用して、日常生活全般にわたって、全面介助の生活を送っている。そこでの一番の思い出であり、自立生活のきっかけとなった、絵画との出会いをまず紹介したい。Fさんの感想文の一部を引用する。

『いろいろな思いが渦巻く毎日、私は「絵を描く」という素晴らしいことを見つけることができた。絵を描くのは幼い頃から大好きで、イラストのようなものはよく描いていた。本格的な絵画として習ったのは、作業療法室に通うようになってからである。施設のなかで育ったため世間知らずのところがあったが、作業療法に通うなかで、社会性を学び、自立心を高めることができた。作業療法室は、一人一人の能力をいっぱい引き出して伸ばしてくれるところだった。先生方は、当時2人しかいなかったが、私たちのやりたいことに惜しみなく協力してくれた。私が絵画をやりたいとお願いしたとき、現在教わっている絵の先生と引き合わせてくれた。その先生はアマチュアではなく、絵を描くことで生業を立てているプロの、いわゆる「絵描きさん」である。作業療法室に通っていなければ、今の絵の先生との出会いがなければ、今の私はなかったと思う。心は死んだままだったであろう。この大切な出会いによって、辛い毎日をしのいでいくことができた。絵を描くことが私にとって一番の幸せだった。毎日の生活のなかでの寂しさや不安を、描いている間は忘れることができる。絵を描くことで自分を保っていた。

（中略）

私は、絵を描いているうちに、だんだん自分はこれからどんな人生を送りたいのかが見えてきた。毎日毎日、決められた時間に追われて過ごし続けている自分を想像してぞっとした。今では、私にとって絵は唯一の表現の手段となっている。絵が私を助けてくれている。だからもっと自由な環境で絵を描きたい。自分が自分でいることを確認できる場所で生きていきたい。そう望むようになった。そのためには、施設を出て、地域のなかで自分の生活を築かなくてはならない。地域のなかで一人暮らしをする障害をもつ人も、まだまだ少ないということと、なんといっても、私自身が施設以外で生活したことがないということは、実現させるのにたくさんのパワーがいると思った。問題は山積みだった。それでも出たいという思いは強くて、一人暮らしすることに不安もたくさんあったが、期待の方が大きく、問題を一つ一つクリアーしていくたびに「生きているな」と感じられた。

自分らしく生きていける場所を幸いにも早く見つけることができ、今、私は充実した日々を送っている。毎日毎日、自分の机で描きたいときに描きたいだけ絵を描くことができ、また、たびたび美術館にも出かけたりして、いつも絵にふれて過ごしている。個展も開くことができた。個展を開くこと、美術館を時間を気にせず思う存分楽しむことは、一人暮らしを始めるときの私の夢であり、それらを叶えることができた。自分の生活が自分で決められる幸せは何ものにも代えられない。

（中略）

24時間介助が必要な私であるが、どんなに障害が重くとも、自分の気持ち次第で何事もやってやれないことはないのだなと思った。たくさんの人たちが支えてくれたから、ここまでたどり着けた。友人や知り合いの人たち、それから両親、心を通わせた人間関係が、私の自立生活を現実のものへと導いてくれたのだと感謝している。自分のやりたいことがあったら、ちょっとだけ勇気を出して、一歩前へ踏み出して欲しいと思う。誰かがそれを見守ってくれて応援していてくれる。自分らしく生きようではないか。生きる喜びを感じながら』

エピソード23

「自立生活」＝「自分で決めること」（Kさん）

Kさんは、ウェルドニッヒ・ホフマン病Ⅱ型の女性で、重度障害のためＡＤＬは全面介助である。地元小学校の訪問学級卒業を機会に、国立療養所（以下、療養所）併設の養護学校（現・特別支援学校）での義務教育を受けること、そしてそれ以後の人生設計の構想をすることを目的に、12歳から28歳までの16年間を療養所の筋ジストロフィー専門病棟で過ごした。現在32歳、自立生活を始めて4年が経過した（２００２年当時）。療養所に入院中に、ミスタードーナツ社の障害者リーダー留学試験に合格し、アメリカ合衆国への短期留学を果たす。留学中は主にＩＬ（independent living）運動を学ぶ。帰国後は自ら自立生活を実践し、後進のためにワークショップを多数開催する。その際のピア・カウンセラーとしての、自らの経験を生かした親身な指導には定評がある。また、放送大学を卒業して学士の学位を取得するとともに、同じ筋ジストロフィー専門病棟入院中の後輩たちのために、放送大学本部に掛け合って、病棟での期末試験の受験を可能にした。この出張期末試験の実現により、さらに多くの療養所入院中の患者が、通信制の大学教育を受けることが可能となった。以下に、Kさんの感想文「自立生活」=「自分で決めること」を転載して紹介する。

『（中略）養護学校高等部卒業時に、入院療養か自宅療養かの選択肢が与えられ、私は大学進学という希望もあったが、親の同意が得られず、通学がネックだったため断念した。時間割りのような決められた、将来のないグレーな生活。高校卒業後、数年はそうだった。そんなときに作業療法との出会いがあった。

（中略）

作業療法では、普通のリハビリテーション（できないことをできるようにして社会復帰させる）という認識ではなく、私たちがやりたいと思ったことを、まずどうしたらできるか、一緒になって考え実現させていく。準備されたものになれている私は、初めは「何から選んでいいか、まず何から始めたらいいのか」さえ知らずにいた。ハンバーグ作り一つとっても、肉は何グラムで買えばいいのか、人に頼むのにもどういう頼み方をして、料理の手順を手伝ってもらうか、そんなことを一つ一つ学んだ。味付けにしても自分で確認し、失敗した料理もいくつかあった。自分で料理を作るということとは何か、何が自分にできなくて、何を手伝ってもらえば、私ができたことになるのか。

作業療法で経験したことは、現在の生活に生きていると強く感じる。そこで、療養所でも自己実現をすることができないか、仕事はできないかという思いが生まれ、先生方と少しではあったが、作業療法で作った作品を職員に売ったりした。その対価は、私たちの技術料として得られることになっていた。

（中略）

先生とボランティアを探し、一人で外出するということもやったり、退院時は作業療法の実習生とアパートの間取りを見て、家具の配置を考えたり、自助具の必要性はないかということで、テーブルを作ってもらうなど、退院前から、またその後も、みんなでフォローアップしてもらえたことは、とても恵まれたと思っている。もちろん、決定は私が行うのである。いろいろ情報を集めて、そこからピックアップし、選んでいくということの重要性を感じずにいられないのである。そして入院中にアメリカで研修する機会に恵まれ、「自立生活運動」発祥地のパワーを肌で感じ、当事者支援に携わる仕事をしたいという夢が大きくなった。

作業療法士の2人の先生にも勇気づけられ、やっと重い腰を上げ、一人暮らしをする決心をした。自分の残された人生をどう生きるも、私の責任において選んでいく。両親は一人暮らしについて、一時猛反対で、私が外に出ることすらよいこととも思っていなかった。人の手を煩わせてまで遊びに行くなどもってのほかという考えをもっていた。文句をいわれても嘘をついて外出もした。いろんなことがあった。両親を説得するまでかなりの時間がかかった。退院を決め、相談したとき母は、「もうここにいるの十分だよね」と言って準備を一緒に手伝ってくれたのが、本当に嬉しかった。現在、私は一人暮らしを始めてもう4年目に入った。療養所での生活が長かったせいか、現在の生活は失敗の連続である。十数年のブランクを一気に埋めることは難しく、どうしても越えられない何かがあるような気がしてならない。誰からも教わることなく、指導者という人もいない今の生活には、自分で考え自分で判断することが求められる。自分自身で責任を取っていくことの重大さを感ぜずにはいられない。一人暮らしをしてから、今までとは違ういろんな経験をすることになった。これからもずっと毎日新しい発見をしていくだろう。やっぱりこの生活を選んでよかったのである。苦しいことも楽しいことも、なんでも含んで、まるごと風を受けて生きられる。一番よかったのは、行政に対して、私たちが生きていくための保障を行政の責任で行う必要があるということを堂々と発言し、主張していけることである。自分は無力ではなく、やっただけ成果が現れるということを知ったのである。いろいろなものを選んで決定するということは、一見単純なことに見える。でも、私にとってはそれをする機会を得られなかったことによって、今の「自立生活」にたどり着くエネルギーになっていると感じる。

（中略）

28歳で自立生活を始めるまでの、16年間を過ごした療養所筋ジストロフィー専門病棟の生活を思い出すことがある。介助がないと生きることが不可能であり、隣接の養護学校に通うためという目的で入院をする。同じ病気をもった人が、人里離れた場所で、みんな同じような格好をするという特異な環境である。16年に及ぶ療養所生活は、どこか違う世界で過ごしたようであった。

特別支援学校高等部卒業後、大学進学の希望は叶えられず、その頃私は五里霧中のなかで暗中模索を繰り返していた。18歳以降の数年、本当に時間を持て余していたのだ。何をして時間を使えばいいのかわからない。取りあえず放送大学の勉強をしながら、病棟のサークル活動やバンド活動、自治会活動など、混沌とした状況を忘れるため、ある意味できることは積極的にかかわり、とにかく退屈から逃れたかった。病棟に一日中いるのは耐えられなかった。まさに毎日が日曜。メリハリもない。「気分転換に料理がしたい」ただそれだけの理由で始めた作業療法が、気分の転換だけでなく、人生のターニングポイントとなった。作業療法に行き始め、気持ちが引き締まったというか「自分で時間をコントロールする」という発想が生まれた。そして自分自身のことを深く考えて行動した結果、いろいろな可能性を発見して、チャンスを作ることにつながった。これらの結果に至る全ての過程こそが、自分自身で体得することのできた、作業療法での大きな成果であったと改めて思う』

エピソード24

自分を探し歩き続けた日々（Yさん）

障害の有無にかかわらず「自分らしい人生を生きているか」という命題を胸に人生を歩んでいるのがこの女性、Yさん、30歳（取材当時）だ。自身、彼女が3歳のときに発病したウェルドニッヒ・ホフマン病と共生する、過酷な課題を抱えながらの人生行路である。逆境の連続の中、この手記のタイトルにあるように、まさに自分自身の生き方を模索しながらの日々である。Yさんの経歴がその一端を示している。国立療養所筋ジストロフィー専門病棟での入院生活を経て、通信制大学である放送大学を卒業後、社会福祉士専門学校で学び、福祉系国家資格の難関の一つである、社会福祉士国家試験を受験し合格を果たす。その真摯で誠実な生き方をかわれて現在、社会福祉士として埼玉県内の老人福祉施設で副施設長をつとめる。同時に日本筋ジストロフィー協会埼玉支部黒浜訓練センターにおいて、ピアカウンセラーとして、同じ病気で悩む親子の相談事などの心のケアに、心血を注ぐ日々を送っている。障害がなくとも、そうたやすくは積むことのできないキャリアである。それでは、Yさんの自分探しの軌跡を追ってみることにする。以下は、第34回NHK障害福祉賞、障害のある本人の部門「私らしく生きる」で佳作に入選したYさんの実践記録である。全文のうちの一部分を引用し、Yさんの許可を得て、修正・加筆をしたものである。

『私の自分探しの旅の始まりは、2歳時の発病にその原点を見出すことができる。同じ病気の2歳年下の弟も3歳時の発病であった。姉弟2人揃っての発病は、結婚間もない両親を、まるで谷底に突き落としたかのような心持ちにしたという。それでも「健常児の中で同じ生活を送らせたい」と願う両親は、私を一般の幼稚園、そして小学校へと通わせてくれた。しかし、その両親の思いとは裏腹に、小学校入学当初から、独歩のみならず立位を保持することさえままならぬ状態の私にとっては、小学校生活は残念ながら、辛い思い出の方が多い日々であった。クラスメートと同じ行動ができない自分がとても悔しく、それは後に大きな挫折感として私の心の傷になった。休み時間に真横を疾走する同級生たちに、突進でもされて転倒したらどうしようという恐怖、体育授業時の、一人ポツンと教室で椅子に座って過ごす孤独な時間、両親や先生など周囲の人たちに支えられてはいるが、楽しめない学校生活など、それらの場面は障害のある自分を確実に意識することにもつながった。そして自分の中で病気との葛藤が始まるのだった。

挫折感で満たされてしまった小学校生活は、私の2年生への進級と同時に、1年間で終止符が打たれることになった。それは私とより障害の重い弟との、同時に2人一緒での学校生活には無理があるのでは、という考え方からだった。そして両親の決断により、私たちは埼玉県内の養護学校（現・特別支援学校）へ転校することになった。養護学校は、筋ジストロフィー専門病棟のある国立療養所の敷地内に併設されていて、私たちは療養生活を送りながら、学校教育を受けることになるのである。もともと私たち家族は、埼玉県境に近い東京で暮らしていて、両親は地元で商店を経営していた。私たち姉弟の養護学校への転校を機に、両親は当時住んでいた東京の家を引き払い、私と弟の通う養護学校の近くに、住まいと職場を探してくれたのだった。

私は、小学校1年生の終わり頃から自力歩行が完全に困難となり、入院と同時に手動の車椅子を使い始めるようになった。車椅子生活も、養護学校への転校による家族との離れ離れの生活も、私にはとても辛い出来事であり、この原因となった病気と、こんな身体に産んだ両親を恨むようになっていった。また、ある日、車椅子に乗って家族と買い物に出かけたときのこと、「ねえー、お母さん、どうしてあの子はあんなのに乗ってるの？」と指を差された。不思議そうに尋ねる子どもに、母親は「その子に近寄るのはやめなさい。あんたも悪いことするとああなっちゃうのよ」と、通りすがりに交わした親子のその会話に、私は身も心も凍りついたのだった。それ以来、私の中で私自身が生きる価値のない、否定された存在になっていったのだった。小学校に入学して初めて感じた挫折、病気への憎しみ、そして否定感は、私という存在を不透明なものにしていった。そんな不透明な存在のまま生きていたくないという思いも、心のどこかに常にあった。自分の存在を明らかに、そして存在価値を認めて欲しい。それが私の自分探しの旅の出発点になった。数年後、私は養護学校高等部の生徒、高校生になっていた。自分探しの旅は遅々としていて、まだ出発点からはそれほど遠くない地点に私はいた。そんなとき、そんな私の思いを形にしてくれたのが、高校時代に知り合った友達の存在であった。後に無二の友人になる人である。彼女は私より一つ年上だったが、1年間のアメリカ留学をしていたため、高校2年生で同級生になった。中学1年のときの事故が原因で下半身不随となり、車椅子で生活を送っていたが、とてもバイタリティーに溢れていて、常に前を向いて生きていた。自分の障害を悔やみながら生きていた私は、そんな彼女がキラキラ輝いていて大好きだった。いつしか私も彼女に影響され、少しずつ前を向いて歩き始めるようになっていた。何にでも挑戦する彼女の影響で、私も様々なものに挑戦するようになっていった。大好きだった英語では英検2級を、趣味で続けていた編み物では講師の資格を取得した。前向きに生きることの楽しさと、何かに挑戦することの充実感は、今も心の勲章として私を満たしてくれている。

（中略）

高校卒業後、私は健常者の中で働きたいとの思いで始めたワープロを活かして、ある障害者団体の事務仕事を手伝ってきた。そのワープロの仕事も軌道に乗り、一生懸命やることでの賞賛、誰かの役に立つことができる、障害者でもやれるのだという自信など、仕事をすることで心が満たされる貴重な経験をすることができた。しかし、そのことだけでは何か物足りなく、もっと心が満たされるものが欲しいと思うようになっていた矢先のことだった。療養所の作業療法に通い始めていた私は、そこで、通信制の大学である放送大学の存在を知った。作業療法室でリハビリテーションの仕事をしている作業療法士の先生が教えてくれたのだ。勉強はあまり好きではなかったが、そこを卒業すると「学士号」という学位がもらえることに心惹かれ、入学することにしたのだった。目標は単純に「卒業」だったが、その目標に向かって歩き始めた放送大学の道で、カウンセリングという私にとって大変大きな出会いがあったのだった。それは高校卒業後、同じ障害をもつ仲間たちからいろいろな相談事を受けていたが、その中で興味を持ち始めていたカウンセリングが、偶然にも放送大学の授業科目にもあり、興味半分で受講したのだが、その魅力にどんどん惹かれるのだった。最も私の心を大きく動かしたのは「ありのままの人格を認めること。決して否定はしない」という言葉とカウンセリングの基本姿勢であった。小学校入学で味わった挫折感は、やがて障害を持つ自分への否定感となり、私という存在を不透明なものにしていった。それでも本当の自分を探したくて、もがき続けていた日々が走馬灯のように蘇り、「私が欲しかった言葉はこれだったのだ」と実感し、心がふーっと軽くなっていくのを感じるのだった。私の心にしみわたった「ありのままの人格を認めること。決して否定はしない」という言葉は、「障害があってもいいんだよ、障害者も一人の人間なんだよ」そう言ってくれているようで、私が私になれた瞬間であった。挫折とともに始まった【自分探しの旅】も、カウンセリングとの出会いで終着駅が見えてきたような気がした。私の本当の苦しみは、動けない身体の苦しみではなく、障害者になってしまったことで受けた様々な心の傷が原因だったことを、カウンセリングの授業は教えてくれたのだった。そして、その心の傷を癒やすのは、障害のある人が不自由なく過ごせる生活だけではなく、心を支えてくれることなのだと気づかせてくれるのだった』

エピソード25

「自立生活」を始めた理由（Sさん）

Sさんは、36歳の男性である。24時間介助者の力を使って一人暮らしをしている。つまり自立生活を実践しているのだ。この暮らしを始めて既に12年目になる。それ以前は「デュシェンヌ型進行性筋ジストロフィー」という難病の彼は、国立療養所の筋ジストロフィー専門病棟での療養生活を15年間続けてきた。この手記を書いた２００２年（平成14年）当時、Sさんは体外式人工呼吸器と痰を吸い取るための吸引器を使用していた。移動手段は電動車椅子である。趣味は油絵を描くことであり、１９８９年（平成元年）４月の退院までは、目立つことを好まない性格であるため、病棟リーダーをアシストする補佐的存在として、陰ながら病棟をまとめる生活振りであった。以下に、Sさんの感想文の掲載記事を、抜粋して紹介する。

『私が国立療養所（以下、療養所）に入院し、筋ジス病棟で生活を始めたのは、今から27年前の1974年（昭和49年）の頃だった。当時、私は9歳だった。自分の病気を知らされることもなく入院することになる。自分の病気の結末を知ったのが、入院4年目の頃であった。知るきっかけになったのは、私より先に入院していた先輩たちの話からであった。というよりも、それまで一緒に遊んでいた人が、次々に亡くなっていくのを目の当たりにすることの繰り返しで、「自分が罹った病は治ることなく死んでしまうのだなあ」と漠然と思った。それもそのはずで、確かに入院したときには歩けていた身体が、日々衰えていくのがわかるのだ。12歳の夏には車椅子の生活になった。そのときにはさすがにショックを隠すことができず、周りにいる患者や職員に当たり散らしたことを今でも覚えている。数年の時間が流れるなかで「死」を確信した。自分の将来の結末を知って強いショックを受けた。常に死と背中合わせの暮らしのなかで、私も療養所併設の養護学校（現・特別支援学校）高等部を卒業する時期を迎え、進路を考えるようになっていた。進路といっても実際には現実味のない進路しかないのであるが……。卒業後、退院して親元に戻る人も数人いた。私も親元に帰りたいと思っていたが、家の事情でその希望は叶わなかった。

作業療法と関わりだしたのは、養護学校高等部を卒業してからになる。その前から作業療法の存在は知っていたが、その当時の作業療法というのは、機能回復のためのものだと認識していた。たまに作業療法士が病棟にも来ていたようだが、私はほとんど無関心だった。病棟で私たちは普段、児童指導員や保母（保育士）で構成する指導部の指導で、作業という時間帯で皮工芸と七宝焼をやっていた。個人的にはあまりやる気はなかったが、患者によっては自分の時間を過ごせない人もいた。その人たちのことを考えると、集団で過ごす時間も大切なことだった。私は凝り性なタイプで、何事にも真剣に取り組んだ。また、作業療法室でも革工芸をやっていたこともあり、技法などを教えてもらったりしていた。この革工芸を通じて、作業療法士との接点ができた。私の場合は、治療や機能回復のためではなく、むしろ趣味の一つとして考えており、作業療法室にいけば、何かあるという程度の軽い乗りの感覚での付き合いだった。

最終的には、作業療法室でやってきたことが大変に役立っているが、そのときは、「自立生活」をするためにやっていたわけではなかった。本格的に作業療法に参加するようになったのは退院後の方が大きく、具体的には、指導部より高度な技術の革工芸や自立生活のための家屋改造の方法を教えてもらっていた。そのとき作業療法士と調べた、私が住む予定をしていたアパートを例に説明する。自立生活の舞台はアパートという賃貸物件であったが、増・改築をはじめ釘一本打つこともできない状況であった。そのため実際に行ったのは、いわばマイナーチェンジ、プチリフォームといったところである。電動車椅子で出入りができるように、玄関と上がり框の段差に木製スロープを設置した。私の部屋の間取り図を示す（図7）。部屋の床は畳の上にマットを敷いて、畳が傷まないようにしている。トイレは大変狭いが、入り口が側面に付いているため横抱きのままトイレに入ることができる。便器と壁の間に介助者が入って身体を支えて保持するための、機器を設置するだけの空間はないが、狭いことが逆に利点となって、壁に寄り掛かることで座位を保持することができるからである。浴室は、据え置きタイプの浴槽脇のスペースに、浴槽と同じ高さに補高したすのこを敷き、そこで洗体や洗髪をする。身体の向きを浴槽の方に回転させながら足を入れてから体全体を湯につける。これら全てを介助に委ねているが、このときトイレと同様に浴槽周囲の壁が座位の保持に役立っている。以上は要約であるが、自立生活のための自室の家屋改造の覚書である。これが、私が作業療法で学んだことであるが、退院を境に作業療法との付き合いが深くなった。

私が「自立生活」を始めた理由であるが、筋ジストロフィー専門病棟での暮らしも15年が経とうという頃に、一人暮らしをする話が持ち上がった。それは「虹の会」という、障害のある人の地域での生活を支援する団体との出会いによって実現した。たまたま、私のことを知っていた人を通じてのことだった。ある日突然、「虹の会」の人からの電話から全てが始まった。初めのうちは正直いって断った。しかしその後、何度となく誘いの電話があり、特にこれという断る理由があったわけではなかったが、当時23歳の私には一人暮らしをする気持ちが、特にあったわけでもなかった。この話が出るまでは、一生療養所での暮らしが続くんだなとあきらめていた。その後も電話でのやり取りがあって、結果的に「虹の会」の人の熱意に押し切られることになった。今の暮らし

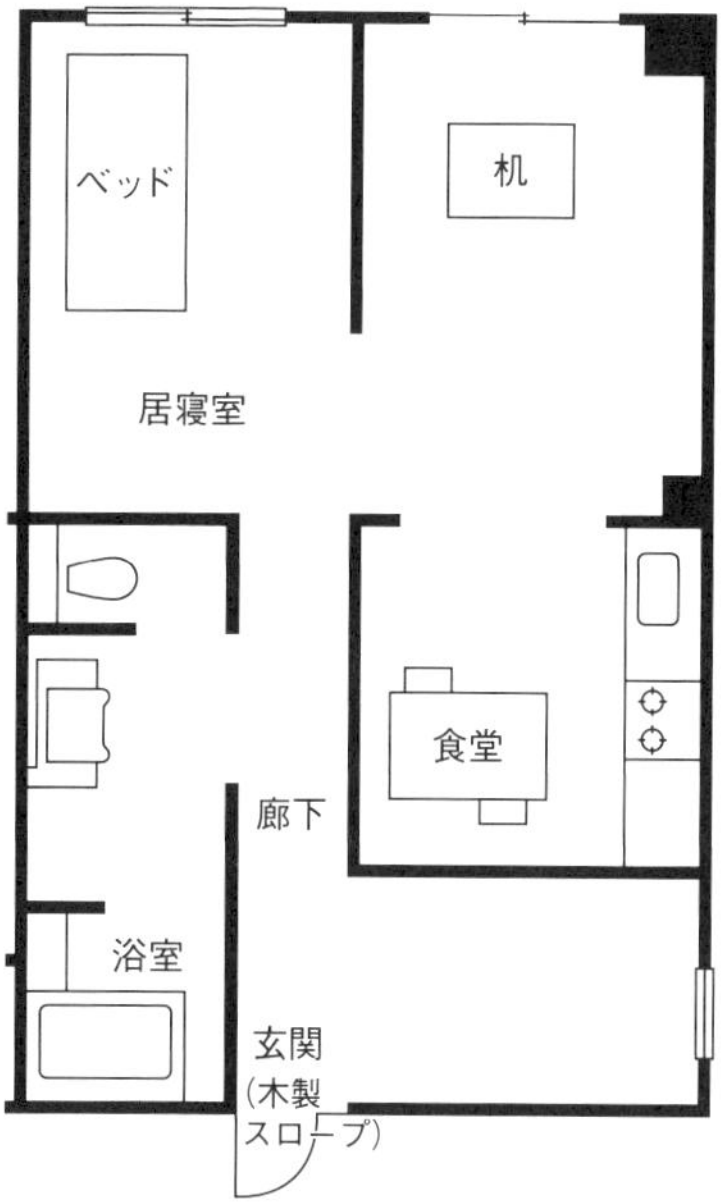

図7　間取り図（文献8）

をしようと決心した理由は、私自身もよくわからない。強いていえば、このまま療養生活を続けていても何も変わらないし何の意味もないこと、療養所にいたら長く生きられるかも知れないけれど、何もない世界で生きたところで何の意味があるのか、という気持ちからなのか。遅かれ早かれ、私の死はやってくる。だったら、自分が今やりたいことを、自分の気持ちに素直になろうと思ったからだ。

1989年（平成元年）4月に退院した。そして現在を迎えている。誰が、この日の来ることを想像しただろうか。この現実に、私自身が一番驚いている。また、自立生活を始めて12年、取りあえず、今日まで暮らし続けているが、正直なところ、この先に何があるのか、何を求めていけばよいのか、という疑問を持ち始めている。身体の衰えを感じながら、その状況をきちんと受け止めて暮らしていけるのだろうか。これまでの暮らしは、気持ちだけでやってきたが、これからは、私を取り巻く人々の理解と協力が必要になるだろう。悩みながらも歩き続ける毎日である』

エピソード26

デュシェンヌ型筋ジストロフィーで自宅近隣の特別支援学校高等部へ通学したA君

A君はデュシェンヌ型筋ジストロフィーで、特別支援学校高等部2年生（17歳）の男子生徒である。最近、父親の転勤のため転校してきたが、自宅から約500メートルの距離にある特別支援学校へは、雨などの悪天候の日を除いて、男子生徒自身の操作する電動車椅子で通学している。特別支援学校では、この男子生徒がデュシェンヌ型筋ジストロフィーに関わる初めての経験であり、指導方法に苦慮している。筆者が勤務する病院の外来では、この特別支援学校に学籍のある児童・生徒に対するリハビリテーションサービスの提供を、地方自治体より委嘱されている。今回、A君は健康管理と今後の生活や人生のあり方を模索することを目的に、1カ月に1回の頻度で通院を開始した。障害の進行程度は、手動の車椅子を少し動かすことはできるが、日常生活動作に介助を必要とする段階である。

デュシェンヌ型筋ジストロフィーは、遺伝子の異常による進行性の筋力低下を示す、筋の変性（筋の組織が変化し、機能を失う）疾患である。8～12歳で歩行不能となり、16～19歳前後で呼吸不全などにより死亡することが多いといわれている。平均知能指数は健常者を100とした場合、86程度とされているが、全てがそうであるとはいえず、国立大学の大学院で研究者を目指すケース、起業や芸術活動を行うケースも現れるようになってきた。根本的治療はいまだ確立されていないが、最近では一般的健康管理の進歩と人工呼吸器治療とにより、30代まで延命する患者も増えている。病棟では40代の患者も決して珍しいものではなくなってきていて、それに呼応するかのように、多くが施設で一生涯を送るかつてのありようから、在宅生活や自立生活、自分こそが自らの人生の主体者であり、病院生活の中での自分自身の人生の実現を志向するケースなど、将来の生活や人生を視野に入れた選択肢も登場するようになってきた。

障害が絶え間なく進行するという病気の現実、そしてA君の生き方に対する希望や姿勢などの将来の構想とを、主体者としていかに満足できる内容にすることができるかという総合的な調整が、作業療法士の能力として問われる最大のポイントとなる。A君の場合、転校して間もないため、まず呼吸障害の有無（ある場合はその程度）をはじめとする全身状態の確認、1年を通しての通学方法、特別支援学校での生活状況の確認が必要であった。具体的には、人工呼吸器やドレーンなどの吸引器の扱い方、排泄や食事の介助方法、学校内の段差・教室間の移動方法、介助者・ボランティアの安定的確保などについて検討されなければならない。次に必要なことは、ノートをとることができるか、ページをめくることができるかなどの、学習方法の確認と必要な自助具の検討である。これらのことに配慮が及ばなければ、進学に必要な学力と学習技能を身につけることが望めなくなるからである。このような学校生活を維持するための基本的な方策の検討後に、将来構想としての具体的進路を検討する。具体的な進路としては、生産や事務など一般企業への就労は困難な場合が多い。私たちの経験では、理解ある雇用主の下でコンビニエンスストアのレジ係として採用された1ケースがあるのみである。在宅から文系大学や福祉系専門学校への進学は、比較的に現実性のある進路として選択されているようである。そのほかに、在宅生活、自立生活なども選択肢として挙げられる。進行性で難治性の疾患であるという現状のため、一般的健康管理と合併症の防止に努めながら、

ＱＯＬの高い生活を目指すことが基本的な姿勢となる。筋力低下、関節の変形・拘縮、呼吸不全は残念ながら避けることはできないが、末期に至るまでＱＯＬを維持するためには、脊柱の変形に最も注意を払うことが必要であり、脊柱変形の少ない患者は呼吸や消化機能の維持も良好で、また、介助も行いやすい。特に座位姿勢には注意し、変形を増悪することのないように努めた方がよい。

デュシェンヌ型筋ジストロフィー患者の多くは、進行性の筋力低下が原因で歩行困難になるなど、徐々に全ての日常生活活動（ＡＤＬ）が制限される連続的な喪失体験により、無気力や自己表出の少なさが目立つ。将来に対して積極的な構想をもつことができず、主体的な行動や選択ができないことが多い。作業療法による、コントロールされた成功体験や、あるいは失敗体験を積むことが何よりも薬になる。

作業療法の関わり方とその順序であるが、死因の多くが呼吸不全であるため、まず、呼吸をはじめとする全身状態の確認が大前提となる。呼吸不全の程度は活動と安静時間の指標となるため、バイタルサインであるのみならず、授業計画の立案に際しても重要な情報である。この基礎情報の上に通学方法、特別支援学校生活、介助力、コーピングスキル（心理的な面での自己対処能力）の発達程度などの確認が必要となる。そして、これ

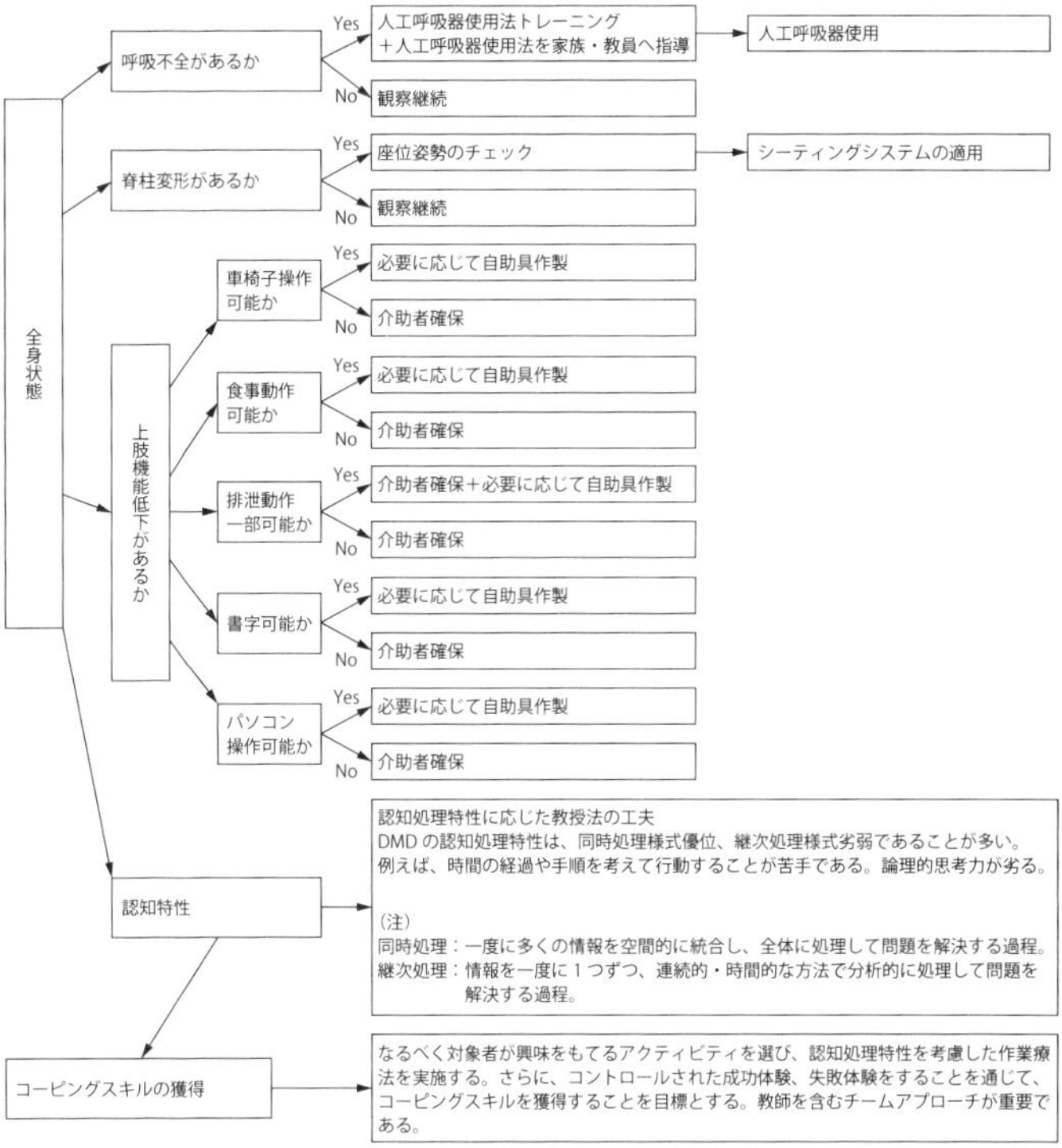

図8　臨床判断のフローチャート（文献9）

らの要素の兼ね合いをもとに、毎日の特別支援学校生活や将来構想が検討されることになる。**図8**は作業療法の関わり方とその順序のフローチャートである。

デュシェンヌ型筋ジストロフィー患者が人生に対して消極的適応をしやすいことは既に述べたが、患者を取り巻く人々も患者の将来を構想しようとせず、援助に積極的でないことが多い。「デュシェンヌ型筋ジストロフィーは難病であり、将来構想など気の毒で望むべくもない」という固定概念を打破することが、リハビリテーションスタッフの最初の仕事であろう。大学進学や自立生活への参加が可能となる環境が生まれつつあるという現状を理解し、結果よりプロセスを重視する姿勢が望まれる。

エピソード27

㋚（マルサ）の青年

1987年公開の、今は亡き伊丹十三監督の作品で「マルサの女」という映画がある。国税局査察部（マルサ）に勤務する、宮本信子扮する女性査察官と脱税者との、滑稽で真剣な戦いを描いたドラマだ。マルサは国税局を示す隠語であるが、どの業界や世界にも同様のものが存在するようだ。医学や医療の世界の医学用語もその類の一つではないだろうか？ このエピソードのタイトルもマルサであるが、これは自動車やオートバイ競技用の環状道路の英語訳のサーキットの「サ」のことである。◯の中にカタカナのサで「マルサ」と読む。警察内の共通言語で暴走族の意味だとか……。したがって「㋚の青年」は、暴走族の青年という意味になる。これは、私が作業療法を担当した、暴走族の青年の話である。

当時（1989年）、この㋚の青年（以下、青年）は20歳になったばかりの若者で、オートバイの整備士見習いをしていた。冬のある日、風邪で肺炎を起こしかけていた暴走族仲間の先輩の見舞い帰りに、自動車との接触事故を起こし、救急車で病院の救急救命センターに緊急搬送された。センター到着時、かなりの重症のため一時は生命も危ぶまれたが、懸命な救命処置と手術の結果、幸運にも一命を取り留めることができた。しかし、頭部外傷による遷延性意識障害で長期の入院が予想され、リハビリテーション科を標榜している、当院に転院して来たのだった。入院後、直ちに作業療法の処方が出され、作業療法を開始した。当初、主治医からは青年が若いこと、脳血管障害ではなく頭部外傷であり、意識回復の可能性があると考えられるので、各種の刺激を十分に与えるようにとの指示であった。その当時、遷延性意識障害の症例を担当することは、私には初めてのことだったため、不安と緊張の入り混じった妙な心持ちになった。青年は、晩秋から初冬にかけての寒い時期の転院であったので、天気のよい日中は屋外の散歩を、作業療法室では音楽鑑賞や亀の子たわし・タオルを用いての乾布摩擦など、聴覚・触覚への刺激を中心に、可能な限り刺激を与え続ける関わり方をした。ときには焼き芋大会への参加や灸治療も試みた。灸治療は、私が作業療法士であると同時に、はり師・きゅう師の有資格者でもあったため、主治医の許可を得て、百会・手の三里・足の三里のツボに、施灸を試みたのである。およそ1カ月半後、そのような各種刺激を与える試みが功を奏したのかどうかははっきりしないが、やがて青年の意識は徐々に戻っていった。

意識の回復を確認してから、私たちは、家庭・職場復帰のための作業療法を本格的に開始した。青年は右利きであったが、利き手交換を必要とするほど、重度な右片麻痺であったため、オートバイ整備関連への復職は不可能と判断して、技術職から事務職への配置換えを、青年の勤務する会社と検討しながら、利き手交換訓練を実施した。左手でのボルト・ナット操作、箸操作と訓練が進んだところで、書字動作訓練もあわせて行い、その後、範囲を自動車運転訓練へと拡大していった。また、急性期からまだ日も浅いため、低下している気力や体力の耐久性向上を目的に、プログラムの中に青年の趣味である、プラモデルのオートバイ製作を組み込んで、作業療法の時間を長くするなど、実際の仕事を意識したものとした。順調に作業療法も推移し、次の段階である電話の応対や簿記の学習へと、本格的な事務職への転向準備に入ったときに事件は起きた。青年が「俺は、事務屋なんかにはならないぞ、俺はバイクの整備がしたいのだ。勝手に決めやがって」と作業療法室に怒鳴り込んで来たのだ。そして、「まあ、落ち着いて」という私の言葉を制止するかのように、「てめー」と言いながら左手を上げた瞬間、バランスを崩して青年は転倒したのだった。幸い、青年にも私にも怪我はなく、お互い大人同士の誤解だったということで納得し合い、大きな問題には発展せずに済んだのだった。話し合ってわかったのだが、青年によれば、交通事故による怪我は元通り治り、元のバイク整備の仕事に戻れると思っていた。ところが、皆いつの間にか断りもなく、勝手に自分を事務屋にしようとしている。事務仕事はあまり好きではなく気に入らない。でも、大きな声を出して怒鳴ったり、暴力に訴えようということは悪かった。大いに反省しているということであった。作業療法としては、青年に対する私たちの、病気や障害と将来についての十分な説明の不足や、頭部外傷による記憶や思考・判断など高次脳機能障害との関連について、評価とさらなる検討が必要という結論に達したのである。

このことがあってから、青年はまるで憑き物が落ちたかのように落ち着き、にわかに信じられないほど、集中して作業療法に打ち込む時間を過ごすようになった。作業療法開始当時の、青年の作業に臨む姿勢、作業態度は、注意散漫であり、ぞんざいな言葉を他の患者に投げかけるなど、とても褒められるものではなかった。それだけに私たちも厳しく接していたのだったが、病棟職員の青年の将来を案じての苦言や意見に、急速に現実に目覚めることになり、作業療法室殴り込みという暴挙に出たものと推測したのであった。私の青年に接する態度には、厳しさや厳格さだけが強く前面に出てしまい、いい加減さ、甘さ、優しさ、愛情が欠けていたのであろうか。あれから時は流れた。既に私は定年で仕事をリタイアしているが、時々、ふと、反省しながらそのことを考えることがある。

㋚の青年のその後であるが、あれほど切望していた、オートバイ整備の仕事を断念し、現在も事故当時から勤務していた会社で、事務職の社員として勤務し続けているはずだ。作業療法で利き手交換の後、電話の応対、計算実務、商業簿記など事務仕事の基礎の基礎を一通り学び、ＡＤＬを自立させて退院、そしてめでたく職場復帰の運びとなったのである。退院後も、一人こつこつと商業簿記の学習を続けて、商工会議所主催の商業簿記検定3級に合格し、目下、現在は2級受験の準備をしているという。１級に合格すれば、税理士受験資格になるという説明を、２０００年（平成12年）の夏の日の夜中、突然訪れた㋚の青年から受けた。あれから随分と長い間、彼とは会っていないが、今はどうしているのだろうか。壮健であればよいのだが。そしてまた、あの夏の日の夜中のように、突然現れないだろうか。そのときこそ、今度こそ、作業療法室殴り込み事件の真相を尋ねてみよう。

エピソード28

自動車の運転をして、一発でやる気になった（Tさん）

毎年秋に開催される国際福祉機器展では、自動車と車椅子のブースが、年々盛況になっているように感じられる。障害者、とりわけ身体障害者にとって、これら移動手段の活用能力が、社会や家庭生活にとって、必要不可欠であるとの認識が定着してきているからであろう。

これからここで紹介するTさんは、私たちが１９８５年（昭和60年）に、作業療法サービスを提供した患者である。海水浴中に飛び込んで頸髄を損傷した、当時25歳の男性だ。群馬県前橋市で生まれ、地元工業高校卒業後、上京して電気配線の検査会社で働く傍ら、夜間の工業系大学を卒業する。会社の夏季休業中に千葉県は館山の海岸で受傷し四肢麻痺となった。千葉県内の病院で受傷部位の手術を受け、リハビリテーション実施可能な病院を探して、約1年間待機する。その後、リハビリテーションを目的に私の勤務していた病院に転院してきた。退院までは病気休職の扱いである。

入院時リハビリテーションカンファレンスで、技術職から事務職への配置換え後に職場復帰を目指すという、リハビリテーションゴール（以下、リハゴール）が設定された。作業療法へは、ADLの自立と職場復帰を目標に処方が出された。同時に、転院前の病院のケースワーカーから、Tさんが約1年間、リハビリテーションの実施可能な病院の待機のため、無為に時間を過ごしてやる気がなくなるなど、著しいモチベーションの低下や、自暴自棄な面が多々見られる。長期間、施設や病院生活を送ったことによる精神・身体面にわたる影響である、ホスピタリズムの可能性があるとの情報がもたらされた。

作業療法開始時、ADLは食事・整容が自立、更衣・排泄・入浴は基本動作が未習熟であり、モチベーションも低く自立に至っていなかった。職場復帰については、Tさんが四肢麻痺という重篤な運動機能障害があるため、受傷前のように屋根裏などに入って、断線の有無をチェックする技術職は困難と判断し、Tさんに対して、事務職への配置換えの必要性の説明と確認、治療計画の説明と同意を得ることを行った。

初回の作業療法では、作業療法についての一般的な説明の後、Tさんの普通自動車免許で、直ちに作業療法士所有の障害者用改造自動車に乗車、療養所内のグラウンドにて、発車と停車・直進と後退・右左折・周回の運転技能を確認した。その結果、頸髄損傷の後遺症である、把持・把握機能障害を除けば、取り立てて問題はないと判断された。そして、時期尚早かとも考えられたのであったが、一気に、把持・把握機能障害で握ることのできないハンドルに、掌（てのひら）を添えて握り、その上から包帯をぐるぐる巻きにした状態で、一般道路を経てファミリーレストランまでの約2キロの道のりを、受傷以来およそ2年ぶりの運転にチャレンジしてもらったのである。Tさんが久し振りに運転する自動車に、2名の作業療法士が同乗してのドライブであったが、尋常ならぬ緊張感が漂う車中の雰囲気であった。これが、実は、私たちが患者の運転する自動車に、同乗する初めてのことであったのだ。パニックに陥っていささか平常心を欠く時間もあったが、帰りの車中でTさんは、自分のモチベーションの低さを自身で指摘するなど、即効的な変化を見せるのだった。こうなれば、もはやリハビリテーションの必要性などのくどくどとした説明など、Tさんには不要である。推測通り、翌日の作業療法では、退院に向けた自身のスケジュールのメモ書きを持参するTさんであった。リハゴールの理解も、それに対するモチベーションも十分高くなっていると感じられた。この時点で、作業療法ではもう何も言うことはなかった。メモ書きを参考にして、職場復帰のための会社との連絡調整や、実家への家庭復帰のための家屋改造計画を、スムーズに実行に移すことができた。東京と群馬県高崎市の会社へは、患者のTさん、リハビリテーション科職員（以下、リハ科職員）の主治医、ケースワーカー、理学療法士、看護師、作業療法士とで赴き、現地での調整作業にあたった。群馬県前橋市のTさんの実家へも、Tさんとリハ科職員が訪問して、Tさんの家族、工務店の担当者と、家屋改造のための話し合いの時間をもった。これ以降の調整作業は、退院までの半年間で5回に及んだ。ADLの自立と職場復帰が目標のTさんであったが、その後の作業療法の経過はすこぶる順調で、会社も、技術職から事務職への配置換えの後、バリアフリー対応の社屋がある群馬県高崎市の支社への転勤という、本当に感謝に堪えない配慮が行われたのである。さらにはまた、Tさんの実家が、職場のある高崎市の隣町の前橋市にあり、偶然であったにせよ、通勤には願ったり叶ったりで、まさに「渡りに船」といったところであった。住まいから職場までの距離が短いほど、毎日少なくとも1往復するはずの通勤にかかるエネルギー消費を抑えることができるからだ。Tさんのような重度身体障害者は疲労しやすい。いよいよ実家の家屋改造も完了し、残る課題は自動車の運転技能に関することだけになっていた。

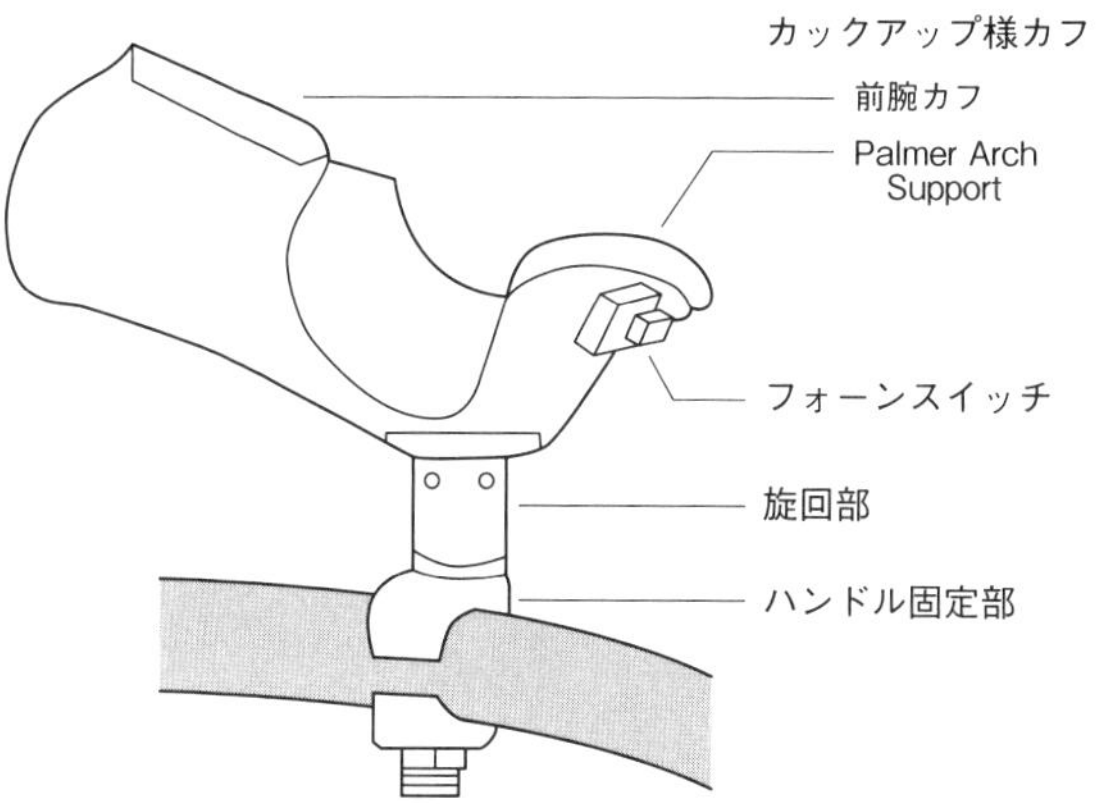

図9　自助具の構造（文献10）

作業療法では、かねてから職場復帰のために、頸髄損傷の後遺症である、把持・把握機能障害によるハンドルが握れないことに対して、障害の恒久性も認められたため、自助具の検討と考案・開発を進めていた。『フォーンスイッチ付き着脱容易自動車ハンドル旋回装置』というものであるが、構造のイラスト（**図9**）と、装置への着脱の状態の連続写真（**図10**）を示す。Tさんは、この特殊装置の開発により、旋回装置からセレクトレバーに手がかかるまでの所要時間が、従来のストラップで装着するタイプの手型旋回装置を使用しての8秒から、2秒に短縮することに成功した。ちなみに健常人で

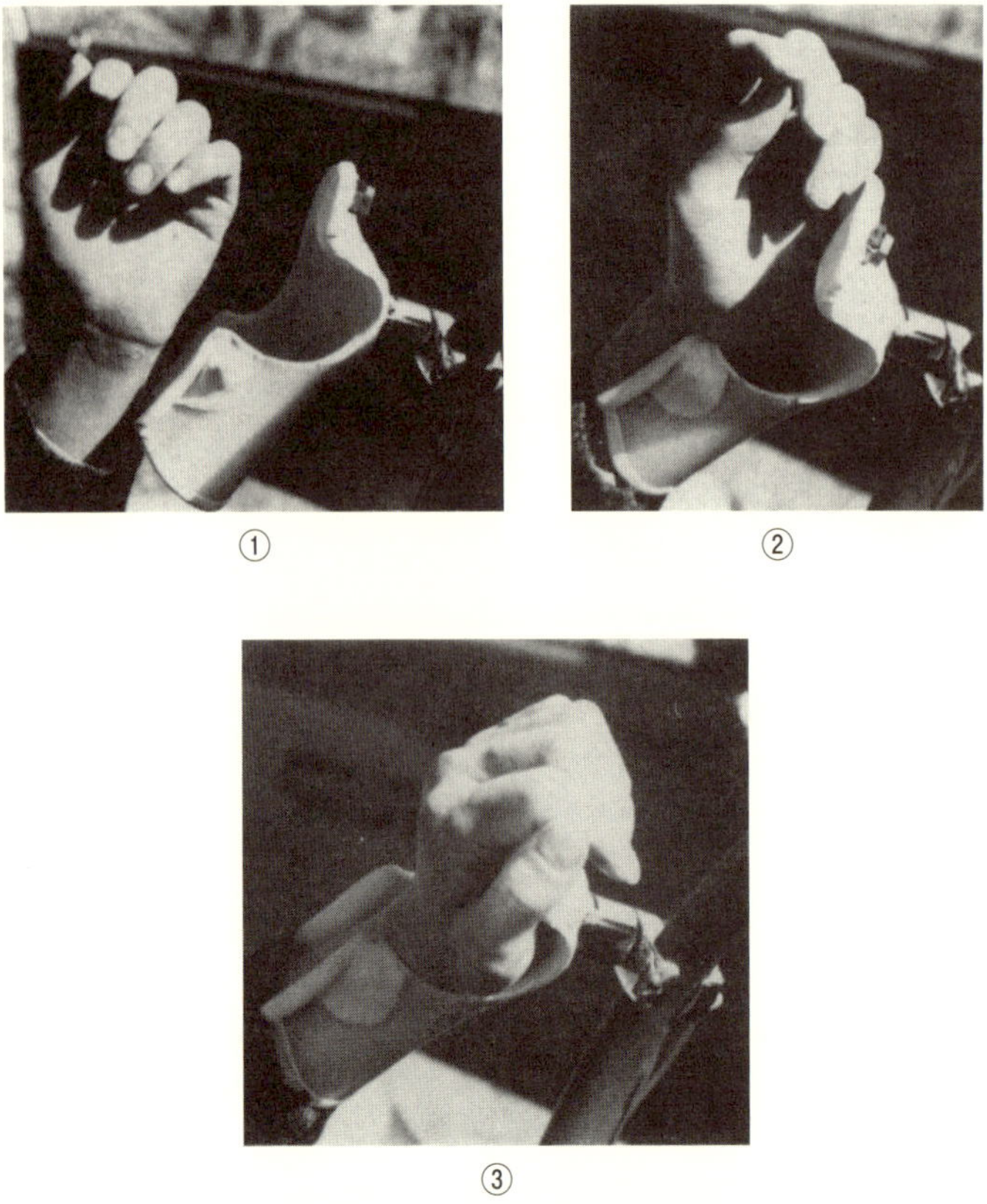

図10　自助具の着脱の連続写真（文献10）

は、ハンドルからセレクトレバーまで1秒である。U字型旋回のような、ハンドル旋回時のすっぽ抜けも、全く見られなくなった。以上がその結果であるが、本特殊装置の特徴、使用方法、構造、製作方法などの、詳細は引用文献を参考にされたい。

やがてTさんは、公安委員会から、普通自動車免許などのチェックを受けて、道路交通法上も、自動車を運転することができるようになった。この頃になるとADLはほぼ自立し、作業療法での電話応対・書字・計算実務・商業簿記など事務職基礎トレーニングも終了したため、退院の運びとなった。

Tさんの障害特性を熟知して製作した、身体障害者用改造自動車を自ら運転しての、受傷後約3年振りの実家への帰宅である。あれから30年の月日が流れた。Tさんは元気で、今も高崎市のあの会社に勤務している。あれから自動車を3台乗り継ぎ、今は4台目だとか。自分でいろいろ工夫した特殊装置は、今なお進化中とのこと。「千葉の病院から転院して間もない頃、やる気が失せていたとき、最初の作業療法で、突然、自動車の運転を指示されて、びっくりした。ハンドルに手を包帯でぐるぐる巻きに縛り付けられて……。2年も運転していないのに、それに運転席に乗り移ることだって、座ることだって怪しかった。とんでもないところに来たものだと、それにとんでもない職員だと思ったね。でも、目が覚めたっていうか、自分のやるべきことが見えたし、動けるんだ、やんなくちゃと思った。行った先のファミレスで食べた、ショートケーキとコーヒーのセット、美味しかったよ。忘れられない味だね。今度は、僕が御馳走するから、居酒屋で飲もう。いいところ、知ってんだ」

エピソード29

関与度

支持的作業療法（supportive occupational therapy）は、作業療法のなかの治療法の一つである。とかく曖昧で、軽視されがちであるが、筋ジストロフィー患者に対する作業療法では、機能的作業療法以上に重要で治療的意義があり、優先されるべき治療法であるといっても決して過言ではないと、長年の臨床経験から確信している。また、筋ジストロフィー患者に対する支持的作業療法とは、一言でいうならばQOLの活性化を図ることである。これを治療目標にしてactivity（作業活動）を実施するが、一つの作業活動の全工程を自力で完成することは、ほとんどの場合まずあり得ない。必ず援助を必要とし、他者に依頼しなければならない工程も多く、自分では何もできずに、ただ見ているだけになってしまう患者も多くいる。このような状態で、果たして治療効果を期待することができるだろうか？　しかし同じ作業活動でも、自助具や道具の工夫や開発、工程の改変などを講ずることによって、満足感、達成感、成就感などの気持ちの高まり方に大きな違いが生じることは、臨床上よく経験することでもある。そして、この気持ちの高まりの積み重ねこそが、ＱＯＬの活性化を目指して、自信を回復して、個性をもった存在感のある人間へと導く第一歩であると考えている。つまり、作業活動への影響力、関与の仕方「関与度」という発想が湧いたのである。「関与度」も「温度」や「湿度」そして「体温」のように数字で示すことができないだろうか。それが可能であれば、温度が「高い・低い」、だから窓を開ける・閉める、体温ならば水枕で冷やそうかなどと、具体的な手当ての方法を検討することができる。毎日、患者と関わり合っていて、肌でわかったことだ。

ここに資料として提供する「関与度」は、私たち作業療法士の専門誌の一つである、作業療法ジャーナルに依頼されて、私たちの、筋ジストロフィー患者に対する作業療法の考え方として、我が国の作業療法士向けに紹介したものである。１９８９年（平成元年）の発行であり、かなり昔のものであるが、治療モデルの一つの考え方として、理解しやすいと思われるので、改めてここで紹介している次第だ（文献11）。

「関与度」とは、作業活動を遂行するときの患者の関わり方の程度を示し、関与可能な工程の多さと、その作品への影響力の大きい工程に、どの程度関与することができるかの、質と量の二面より成り立つと、定義づけた。さらに作業活動を、関与度の観点で分析することにより、患者の能力に応じた作業活動の選択や、意識して患者の気持ちを高める作業活動の選択などの指標にすることも可能であろう。また、進行によって、関わることができる工程が少なくなってくる段階や、疲れやすい患者にはより質的に高い工程を抽出し、与えることも可能であろう。今後、関与度の数量的な評価を試み、支持的作業療法の客観性を高めたいと考えている。また、これは、他の疾患にも通用する評価法になり得るものであると考えている。

関与度

心理支持的作業療法

作業療法の治療の1つとして，心理支持的作業療法がある．とかく曖昧で，軽視されがちであるが，進行性筋ジストロフィー症患者に対する作業療法では，機能的作業療法以上に重要な治療である．進行性筋ジストロフィー症患者への心理支持的作業療法とは，QOLの活性化を図ることであると考えている．これを治療目標に活動activityを実施するが，1つのactivityの全工程を，自力で完成することは，まずない．必ず援助を必要とし，依頼しなければならない工程も多く，自分では何もできずに，ただ見ているだけになってしまう患者もいる．このような状態で，治療効果を上げることができるであろうか．しかし，同じactivityでも，方法によっては，満足感，達成感，成就感などの気持の高まり方に，違いが生じることは，臨床上よく経験することである．この気持の高まりの積み重ねこそが，QOLの活性化を目ざして，自信を回復したり，個性をもった存在感のある人間へと導く第1歩と考えている．つまり，activityへの関与のし方『関与度』*が重要な訳である．

定　義

関与度とは，activityを遂行するときの患者の関わり方の程度を示し，関与可能な工程の多さと，その作品への影響力の大きい工程に，どの程度関与することができたのか，の量と質の2面より成り立つと，定義づけた．

意　義

さらにactivityを，関与度の観点で分析することにより，患者の能力に応じたactivityの選択や，意識して患者の気持を高めるactivityの選択などの指標にすることができると考えている．また，進行によって，関わることが少なくなってきた段階や，疲れやすい患者には，より質的に高い工程を抽出し，与えることも可能であろう．今後，関与度の評価化を試み，心理支持的作業療法の客観性を高めたいと考えている．また，これは，他疾患にも通用する評価法となるであろう．

文　献

＊岩渕智恵子，風間忠道：患者のActivityに対する関わり方について
　—関与度の概念の紹介—．厚生省神経疾患研究，371-372，1987.

（文献11）

エピソード30

豊かに生きることと作業療法

長期入院の必要性がある筋ジストロフィー患者の、最も作業療法の適応となる時期は、特別支援学校卒業後の18歳頃からである。多くの場合、卒業後の進路は、常に介助力、あるいは専属の介助者が不可欠なほどADLの自立の程度は低く、場合によっては生命の危険性をも抱えていることも少なくない。そのため、大学や専門学校をはじめとする教育機関への進学や、一般企業への就職は、現実的でない場合がほとんどである。特別支援学校を卒業してさらに入院を継続する場合、生活は単調となり、自主性・主体性・活動性が低下し、無気力・無感動な日々の暮らしになりがちである。筋ジストロフィー専門病棟での入院生活であるため、治療など医療の時間が優先され、何かに集中して取り組める時間が不足して、したいことが見つからずに、なんとなくその日その日をぼーっと送るようになってしまうのである。

本書では、そのようなぼーっと送るその日暮らしの現状と、その危険性を窺わせるエピソードを中心に紹介している。そのような消極的適応とならざるを得ない原因として、(1) 死と常に隣り合わせの難治性・進行性疾患のため、希望の持ちにくい短命な人生、(2) 次から次へと鎖状にできなくなる、連鎖的喪失体験による心的外傷（トラウマ）・その結果の「どうせできない、ムリムリ」的心境、(3) 生命維持・健康管理目的の入院による、集団生活の影響（個人・個性の消失）、(4) 要介助のADLによる影響（負い目と自己決定能力の未発達）が考えられる。そしてそれらの絡み合いにより、患者は自信を喪失して、希望の灯をともせない消極的適応による生活姿勢になりがちになるのである。さらには、幼少期からの長い入院生活により、あらゆる面で経験不足に陥り、筋ジストロフィーという難病の、大きな課題を抱えて生きていくには、あまりにも未熟過ぎると考えられるのである。そんな彼らと長年暮らしを共にしてきた者として、いつも感じていたことは「未熟なまま大人になっていく子どもたちが多過ぎないか?」「このまま何もせず、何も考えずに短い人生を送ってしまっていいのだろうか?」ということである。そのように感じていたことが、一体、筋ジストロフィー患者にとっての豊かさとは何なのであろうか、ということについて考える原点となった。

私たちが考える「筋ジストロフィー患者の豊かさ」とは、障害がいかに重度であろうとも、また、生活構造がいかに貧弱であろうとも、自己実現のために積極的に生きることである。そして、死ぬまで伸び続ける自分の素質や可能性を見つめる勇気と、それをさらに開花させる生き方を選択することができる力を持って、生きていくことである。また、筋ジストロフィー患者に対する作業療法とは、生きがいのある豊かな生活や人生を送るための援助であると考えている。作業療法の概要としては、豊かさを求められずにいる患者に対して「自信を引き出す作業療法」が重要となる。自信の回復と自己実現によって、ＱＯＬを活性化していこうということが作業療法の狙いである。治療は、本人が興味を持つ作業活動を使用して自信を持ってもらうことから始める。作業活動を遂行するためには、①適応のための工夫、②患者に適した、作業活動技法の選択・改変と工程順序の調整、③黒子的関わりの３点が特に重要であり、作業療法の成否を分ける鍵となる。それでは簡潔に解説しよう。

①適応のための工夫――患者一人一人の運動機能に適した作業環境を整えることがまず重要となる。具体的には、上肢の肢位獲得と保持のために、テーブルの高さを調節

して、患者の上肢機能に合ったアームサポート（腕や手を支持するための場所や装置）を作製するのである。また、レザークラフト用電動木槌などの電気仕掛けの道具や、作品の位置決め用具などを作製することも、患者の不足している運動機能の補完に必要不可欠となる。

②患者に適した、作業活動技法の選択・改変と工程順序の調整――どのような技法をどのように実施すれば、より仕上がりの素晴らしい、充実感がもてる作品を完成させることができるのかという観点から、患者の運動機能との技法適合性を判断していくことである。一つの作業活動のいろいろな技法や表現にはそれぞれに特色がある。患者の重度で多様な運動機能障害や、好みに合わせて技法を選択することが、患者の意識をさらに高めていくことになる。また、どの工程から開始すればよいかなど、工程順序の調整も、患者の満足度をより高めるために、大変に重要なのである。数多くある作業活動の各種技法について、作業療法士が熟知していれば、様々な関わりの結果として、自信がついてきた段階では失敗を恐れずに、少し難しいものにチャレンジさせることも可能になるからである。

③黒子的関わり――この黒子とは、文字通り歌舞伎の黒子のことである。患者が歌

舞伎役者で作業療法士が黒子である。黒子は役者が演じやすいように、陰でサポートするのである。具体的には、これまで説明してきたような方法を講じても、実施困難な工程には、あらかじめ手を加えておき、失敗しそうなところは、プライドを傷つけないように、わからない範囲で、手直しをしておくのである。また、患者の成就感・達成感・満足感を損なうことなく、作品を製作していくことができるように、愛情をもって真摯に、陰でお手伝いしていくことが望まれる。そして、完成した作品をウィンドーケースに陳列してショーアップするなど、周囲の人たちから評価を得られる場面を意図的に構成するといった、社会的に賞賛を得られるような演出も、重要な黒子的な関わりの一つである。

これまで述べてきたような作業療法での関わり合いのなかで、「何とか自分でできた」という段階から、「より素晴らしいもの、より自分らしいもの」を求めるように導いていくことが可能になる。その結果、自信を持ち始め、自分の存在価値を見出すようになっていくのである。どんなに厳しい状況にあっても、努力すれば何らかの結果を得ることができるのだという積み重ねが、求める気持ちを発現させていく。そして、ＱＯＬが活性化されていくのである。この段階になって初めて「より豊かに生きていく」ことを模索、試行錯誤していくことができると考えている。このように作業療法は、QOLに目覚めさせ、呼び起こし、さらに向上しようとする原動力を培うことを目指している。患者のQOLを段階的（人間発達学的）に捉えて治療していくことが、筋ジストロフィーに対する作業療法の主要な柱であるとも言えるのである。

豊かに生きることと作業療法について、私たちが考えて実践してきた支持的作業療法を例に述べた。また、昨今の超高齢社会にちなんで「第二の人生の生きがい」についても、頻回に話題に取り上げられるようになってきた。何かをするということは、人間にとって本能といってもよいのかも知れない。しかし、作業療法の世界では「心理支持的作業療法」や「余暇の善用」など、有名無実と化しているだけで、支持的作業療法の理論的背景や治療モデルについては、脆弱であると言わざるを得ないところが現状であろう。今後、支持的作業療法の存在の周知と発展のために、さらなる臨床実践の蓄積の必要があるだろう。長い患者との付き合いのなかで、ようやく生活を、人生を、そして生命を語り合える関係になってきた。作業療法士の行う支持的作業療法が、彼らにとってさらにより豊かに生きていくための、強力で頼もしい助っ人に成長することを切に願っている。

おわりに

第3章『支持的作業療法を受けてみて』を読んでいただけただろうか。そして、体験の当事者である患者さんの感想文から、支持的作業療法のどこがどのように作用して効いているのか、効いていないのか。また、効き目や効き方はいかなるものであると考えられるのか、読者の皆さんには想像していただけたであろうか。

エピソード21から25までは、難病の患者さん自らが書いた手記である。支持的作業療法の効果について、受けた側としての感想が詳細に述べられていて興味深い。支持的作業療法のみならず作業療法全般の効果についての患者さんからの報告はあまり見当たらない。その意味でサービスを受けた当事者である患者さん自身の意見を、直接知ることのできるまたとない貴重な機会である。同じくエピソード26も難病患者さんの話である。作業療法の臨床判断の視点から、実例をフローチャートで解説しながら紹介している。作業療法がれっきとした治療であることを理解してもらえると嬉しい。エピソード27はいわゆる植物状態、遷延性意識障害の状態にあった若者に対しての、エピソード28

はやる気の消失していた患者さんを一発で元気にした、作業療法士の経験談である。そして、この章のまとめの資料として、エピソード29（関与度）・30（豊かに生きることと作業療法）を添えた。

あとがき

「地球はみんなのためにまわっている」。当初、原稿に向き合い始めた頃に考えていた本書の題名である。最終的には『四本足のあしながおじさん』で決着した。副題は「難病患者に対する支持的作業療法の経験」である。変更した経緯についてはまえがきでも触れたが、当初の題名は人知れず長期にわたって入院生活を送る難病患者さんのことを、少しでも多くの人たちに知って欲しい、忘れないで欲しいとの願いを込めてのネーミングである。場合によっては長い入院生活を余儀なくされ、それでなくとも関心を持たれることの少ない難病患者さんたちのこと、このままでは世間から完全に忘れ去られてしまうのではとの危惧の下、矢も盾もたまらずどうしようもなくなったのである。私ごとで僭越だが、これといった考えや覚悟のないまま数年前より始めた、定年後の第二の人生の自分の姿と重なったことも、そんな性急な気分にさらに拍車をかけることになったのかも知れない。「ここで生きる全てのもののために、この星、地球は自転している。みんな等しく地球の生きものであり、忘れ去られてよいはずのものなどない」そして焦りにも似た、何かを残さなければという強い気持ちが込み上げてきたことが、原稿に向き合う強い動機になっている。

ところが書き進めているうちに、それは自分がかなりの期間、日々の生業としていた筋ジストロフィーをはじめとする、同じ病棟に暮らす難病の子どもや患者さんたちに対する作業療法を、回想して書いていることに気が付いたのである。それもそのはず、偶然のめぐり合わせではあったが、作業療法士養成校を卒業して職場に入職以来のテーマでもあり、彼らに対する作業療法を一貫して実践してきた私には、記録として著すことが義務であるように思われたのである。臨床の経験も、知識も、記憶も、思い出も、全てここに帰着することは当然であり、むしろ自然な話の流れというべきかも知れない。そこで「じゃあ、それならば」と心を決めて、『四本足のあしながおじさん』という題名で、副題に示す「難病患者に対する支持的作業療法の経験」という内容で筆を進めることにしたのである。

「この星、地球で生きる全てのもので、忘れ去られてよいはずのものなど何もない」

何かを残さなければという込み上げる気持ちが、原稿に向き合う強い動機になって始めた本書の執筆という作業であったが、脱稿までの1年間、私の力不足から幾度となくくじけそうになった。その度に、協同医書出版社編集部の関川宏様に励まされ、中断することもなく初心者の私でも執筆作業を進めることができた。心から感謝を申し上げる。

そして直接に、無言に、示唆に富んだ有益な情報を惜しみなく提供してくれた、筋ジストロフィー専門病棟で長年共に暮らした多くの患者さんたちに、また、ポスト・ポリオ症候群の進行のため、電動車椅子生活者になった私を連れて、日本中の医療機関を駆け回ってくれる妻に本書を捧げる。

文　献

1）日本作業療法士協会：松葉杖用クラッチバッグ（日本作業療法士協会：作業療法士が選ぶ　自助具・生活機器）．保健同人社，1995，pp180-181．【エピソード6】

2）佐藤智恵子，風間忠道：アクティビティー(作業活動)（大竹　進・監修：筋ジストロフィーのリハビリテーション）．医歯薬出版，2002，p202．【エピソード7】

3）風間忠道，岩渕智恵子：農耕作業10年間の歩み（青柳昭雄・班長：筋ジストロフィー症の養護と看護に関する臨床的，心理学的研究 研究成果報告書）．1988，pp373-374．【エピソード9】

4）日本作業療法士協会：園芸セットと高畑（日本作業療法士協会：作業療法士が選ぶ　自助具・生活機器）．保健同人社，1995，pp146-147．【エピソード9】

5）風間忠道，佐藤智恵子，谷中　誠：デュシェンヌ型進行性筋ジストロフィー(寺山久美子・監修：レクリエーション，改訂第2版)．三輪書店，2004，pp144-145．【エピソード18】

6）岡庭　武：レクリエーション療法（江副　勉，他・編：精神科看護の研究）．医学書院，1965，p190．【エピソード19】

7）風間忠道，佐藤智恵子，谷中　誠：デュシェンヌ型進行性筋ジストロフィー(寺山久美子・監修：レクリエーション，改訂第2版)．三輪書店，2004，p144．【エピソード19】

8）風間忠道，佐藤智恵子：Ⅰ．障害別にみた住まいのアダプテーションのポイント 5. 進行性筋ジストロフィー 1. 小児（Duchenne型を中心に）．作業療法ジャーナル30：937-942．【エピソード25】

9）風間忠道，谷中　誠：Duchenne型進行性筋ジストロフィーで自宅近隣の養護学校高等部へ通学している事例（内山　靖，他・編：臨床判断学入門）．協同医書出版社，2006，p121．【エピソード26】

10）岩渕智恵子，風間忠道，峯尾喜好：フォーンスイッチ付着脱容易自動車ハンドル旋回装置の紹介．理学療法と作業療法19：386-387．【エピソード28】

11）風間忠道，岩渕智恵子：キーワード／関与度．作業療法ジャーナル23：235，1989．【エピソード29】

著者略歴

風間 忠道（かざま・ただみち）

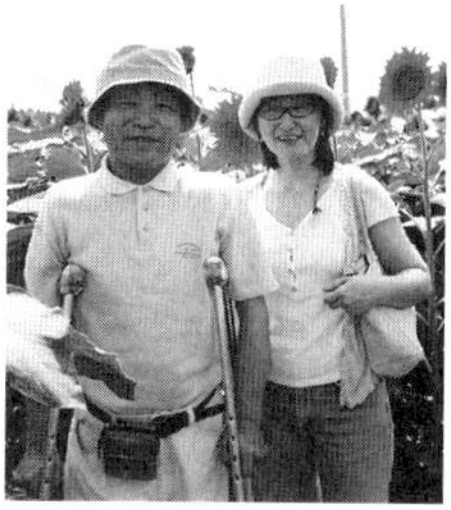

妻と津南のひまわり畑にて

1952年（昭和27年）　新潟県に生まれる

1973年（昭和48年）　国際鍼灸理療学校本科卒業

1977年（昭和52年）　国立療養所東京病院附属リハビリテーション学院作業療法学科卒業

1977年（昭和52年）　国立新潟療養所

1979年（昭和54年）　国立療養所東埼玉病院

1997年（平成9年）　放送大学教養学部生活と福祉専攻卒業

1998年（平成10年）　国立療養所東京病院附属リハビリテーション学院

2003年（平成15年）　筑波大学大学院修士課程（教育研究科カウンセリング専攻リハビリテーションコース）修了

2006年（平成18年）　新潟リハビリテーション専門学校

2008年（平成20年）　高崎医療技術福祉専門学校

現在は故郷新潟に戻り、持病のポリオ（脊髄性小児麻痺）、ポストポリオ症候群と共生しながら自身の闘病障害体験や作業療法士としての経験を基にした執筆や講演等の活動を行っている。

四本足のあしながおじさん
難病患者に対する支持的作業療法の経験

2017年4月25日　第1刷発行©

著　者　風間 忠道

発行者　中村 三夫

発行所　株式会社協同医書出版社
東京都文京区本郷3-21-10　〒113-0033
電話(03)3818-2361　ファックス(03)3818-2368
URL　http://www.kyodo-isho.co.jp/

印　刷　横山印刷株式会社
製　本　株式会社ブックアート

ISBN978-4-7639-2142-0　定価はカバーに表示してあります